AF389575

LE MEDECIN DES-INTERRESSE',

OU L'ON TROUVERA L'ELITE de plusieurs remedes infaillibles, tres-experimentez, & a peu de frais.

Le tout recueilly par les soins d'un Docteur en Medecine : il cite à chaque recepte les noms des Medecins qui les ont données & éprouvées.

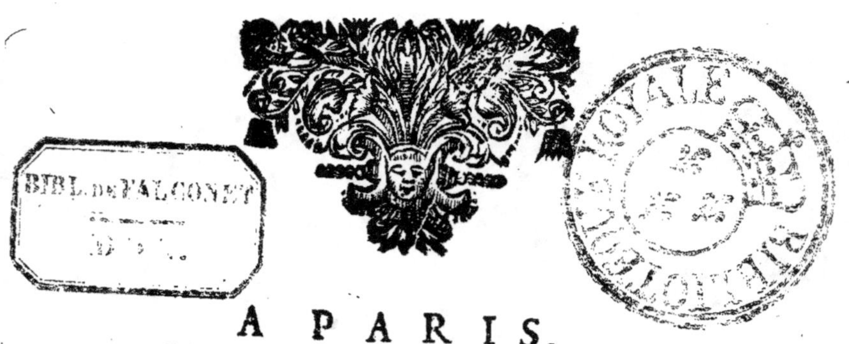

A PARIS,

Chez { PIERRE AUBOUYN, PIERRE EMERY, ET CHARLES CLOUZIER. } Quay des Augustins, à l'Ecu de France, & à la Croix d'or.

M. DC. XCV.

AVEC PRIVILEGE DU ROY.

ADVIS
AV LECTEVR.

JE ne crois pas (amy Le-
cteur) que ce Livre te soit
desagreable, puisque mon in-
tention n'a esté uniquement
que de te procurer la conser-
vation de la santé, qui est le
premier de tous les biens du
monde, ne feins donc pas de
t'en servir malgré tout ce
qu'on te poura objecter, &
sur tout sois exact à la preparation de ces remedes, qui
ne manqueront asseurément
que par ta negligence; L'ex-

ā

perience en eſt d'autant plus
ſeure , qu'elle en a eſté faite
par pluſieurs Medecins il-
luſtres de la Faculté de Paris, & par d'autres qui ne leur
en ont pas cedé en reputa-
tion ; Adieu.

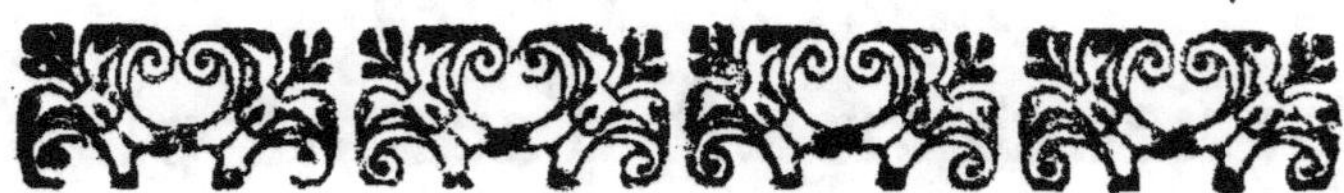

TABLE
DES TITRES
Contenus en ce Livre.

ã iij

TABLE

DES TITRES.

TABLE

TABLE

TABLE

DES TITRES.

TABLE

DES TITRES.

TABLE DES TITRES.

Fin de la Table,

LE MEDECIN DES·INTERRESSÉ.

Pour la pierre. ·

PRENEZ un oignon blanc & le coupez par tranches; prenez ensuite une poignée de cendres de serment bien tamisée : faites infuser le tout dans un demi septier de vin blanc, & ensuite que le patient en boive de deux jours l'un. Ce remede est de Monsieur de la Chambre, & tres-éprouvé.

A

Pour étancher le sang.

Le sang qui coule trop abondamment des narrines, s'arrestera tout à coup si vous compofez un frontal de fiante de cochon délayée en fort vinaigre. Eprouvé.

Pour faire couler les hemorroïdes.

Les hemorroïdes tant internes qü'externes couleront, fi l'on fait cuire des oignons blancs fous la cendre, qu'il faut enfuite piler dans un mortier, y ajoûtant la moitié de beurre frais. & un bon verre d'eau-rofe. De tout cela il faut faire un onguent, & l'appliquer en fe couchant. Tres-experimenté, & principalement par Mr le Cardinal de Lyon.

Pour la jauniſſe.

Prenez fiente de poule, non

pas de la grife, (car elles en font
de trois façons) prenez-en la groffeur d'un œuf, faites-la feicher,
& mettez-la infufer dans un verre de vin blanc environ le poids
d'un écu d'or; aprés avoir infufé
une nuit, coulez le tout, & de
deux jours l'un prenez - en cinq
ou fix fois, elle guerit en moins
de quinze jours. Experimenté.

Pour le mal de dents.

La raine qu'on appelle pied
d'Alexandre, bien lavée & ap-
pliquée fur la dent, en ôte la
pourriture & la carie, & fur le
champ appaife la douleur. Experimenté par Mr Vefou.

Pour ôter les porreaux.

La racine de pourpier bien lavée
rend une eau, qui enleve infailli-

blement les porreaux, si on les
en frotte aprés les avoir trempez
dans l'eau chaude. Eprouvé.

Pour blanchir les dents.

Le corrail blanc ou rouge mêlé avec de la croute de pain brûlé blanchit admirablement les
dents, qui en sont frottées ; &
l'effet en est encore plus seur si
l'on y ajoûte un peu de miel.

Autre.

L'esprit de souphre ou de ví-
triol blanchit les dents au même
instant que vous les en frottez.
Il faut pour cet effet prendre un
petit bâton que vous tremperez
dedans, & dont vous vous servi-
rez pour l'appliquer, & en même temps avoir un linge pour essuyer de peur que cet esprit ne

touche les gencives, & les ronge.
Il n'y a rien de plus experimenté
que ce secret. Il est de Monta-
nus, de Riverius, &c.

Autre.

La cendre de Tabac est admirable pour nettoyer & blanchir
les dents.

Pour l'asthme.

Prenez l'herbe ou fleur de pas-
d'asne, distillez-la dans un alembic, & sur un bon verre d'eau de
ladite herbe distillée, ajoûtez-y
trois goutes d'huile de souphre;
Ce remede est approuvé & donné
par Mr Urel Medecin du Roy.

Pour la pleuresie.

Prenez un œuf frais, mêlez-y
la grosseur d'une noisette de bon

encens, jettez-le dans l'œuf, & le
faite prendre au malade. Eprouvé par Mr Brayer fur Mr Morel.

Pour la diffenterie.

Prenez la groffeur d'un poix de
cire d'Efpagne fine, pulverifez-
la ; enfuite jettez cette poudre
dans une cerife confite, la douleur
ceffera auffi-toft. C'eft un fecret
particulier dont fe fervoit Mr Urel.

Pour toutes fiévres intermittentes.

Prenez le foye d'un gros bro-
chet nouvellement vuidé, & le
faites prendre crud au malade en
petits morceaux, un moment aprés
il jettera tout le venin qui caufoit
fa maladie ; fi une fois ne fuffit
pas, il en faut faire autant le lendemain. Il faut le prendre avant
l'accés. Ce fecret eft experimenté.

*Pour corriger les fumées du vin &
le rendre propre pour les malades.*

Prenez un flacon plein de vin,
& mettez - en un plein d'eau sur
luy ; remuez celuy où il y a de
l'eau sur celuy du vin aprés les
avoir enboëttez ensemble. Le vin
montera, & l'eau déscendra ; ce
vin aprés cela sera bon pour la
santé, & pourra estre donné aux
malades sans consequence.

Parce qu'il aura beaucoup perdu de sa force.

Pour tenir le vin frais.

Il faut que le vin soit dans un
flacon de verre, & l'enfermer dans
un vaisseau plein de salpêtre. Le
vin demeurera long-temps frais.

Pour le mal de teste.

Faites un frontal avec romarin

A iiij

& feüilles de fauge , égales portions ; pilez-les avec du fel, du vinaigre, & un jaune d'œuf. Le tout
bien mêlé , appliquez le frontal
fur le front & les tempes. Eprouvé fouvent par Urel.

Autre.

Faites un frontal avec du fel
& des jaunes d'œufs.

Pour un ulcere.

Un quarteron de diapalme, une
once d'huile d'olive diffous dans
un verre de vin.

Pour la brûlure.

Un blanc d'œuf mêlé avec huile
d'olive eft fort bon , fi on change
l'emplâtre de douze heures en
douze heures. La bonne ancre
produit le même effet.

Pour les hemorroïdes.

Prenez de l'ortie & de l'anis verd, égales portions, reduisez-les en poudre tres-subtile, & passez-les par le tamis ; mêlez-y ensuite l'huile d'olive, & l'huile rosat. Eprouvé par Monsieur Brayer.

Pour arrester le sang des artéres & veines coupées.

Mettez du vitriol dans l'eau commune autant qu'elle en pourra prendre, & fomentez de cette eau la playe avec un plumasseau de temps en temps.

Eau pour ulceres.

Mettez de la chaux dans l'eau, puis versez par inclination, & lavez-en les ulceres.

Vin pour la retention d'urine, pour purger les reins & la veſſie, avec un effet merveilleux.

Prenez des pommes rouges qu'on cueïlle au temps de vendanges, qui ſont pleines de petits grains, comme ceux qui ſont dans les figues : pilez-en une quantité ſuffiſante avec de bon vin blanc, paſſez le tout, & en faites boire ſur le champ, le frequent uſage en eſt admirable & fort experimenté. Ce ſecret eſt de Monſieur de la Chambre.

Pour faire bon hypocras qui échauffe & fortifie l'eſtomach & les parties nobles.

Prenez de la canelle & des cloux de girofle, égales portions, un grain de muſc, & du ſucre fin; meſlez le tout dans un pot de vin le meilleur que vous trouverez, jufqu'à ce qu'il ait pris la vertu des ingrediens ; paffez-le, & fi vous voulez mêlez-y un peu de bon anis.

Pour avoir promptement du vin de toutes fortes.

Prenez de l'eau de vie bien rectifiée, infufez-y durant un jour ou plus les droguès dont nous avons parlé dans l'hypocras cy-deffus ; paffez bien le tout, & quand vous voudrez faire du vin, mêlez quatre ou cinq goutes de cette eau de vie dans une bouteille de bon vin blanc ou clairet : vous y pouvez meſler auffi de la graine de paradis autant que de canelle.

Pour les dartres.

Il faut prendre du linge bien

blanc ufé & du plus délié, le brûler fur de l'étain bien fin. Il fait une huile graffe & jaune, dont vous frotterez les dartres. Ce fecret eft tres-experimenté.

Prenez un pot de vin blanc, une poignée d'orge, la moitié d'une grenade, une poignée de rofes feichées fans feu; mettez le tout dans un pot bien net, couvrez-le bien, faites-le cuire à petit feu, jufqu'à diminution de la moitié. Il en faut prendre trois cueïllerées pleines & les boire. Il faut enfuite prendre un peu de linge blanc, le baffiner fouvent, & ne fe fervir du linge qu'une feule fois, & changer toûjours. Ce remede eft de Monfieur Halais Docteur en Medecine de la Faculté de Paris : Experimenté.

Pour toutes sortes de fiévres.

Prenez une cueïllerée d'encens & autant de sel, pulverisez bien le tout, trente brins de saffran, une teste d'ail bien pilée, du levain de seigle le gros d'un œuf, broyez-le avec du plus fort vinaigre : faites-en une pâte dont vous ferez des emplâtres pour en mettre sur les pouls des deux bras sitost que l'accés viendra, & continuez trois ou quatre fois. Eprouvé.

Pour arrester le sang des femmes.

Prenez des coques d'œufs, reduisez-les en poudre ; prenez-en le poids d'un écu d'or avec un peu de boüillon. Ce remede a esté experimenté par Monsieur Monginot celebre Medecin.

Pour décailler le sang.

Prenez des coquilles de noix, pulverifez-les ; prenez-en le poids d'un écu d'or dans un boüillon. Eprouvé.

Autre.

Prenez une poignée d'orties tendre & nouvelles : faites-les boüillir long-temps dans de l'eau de riviere, & donnez au patient à boire le jus ou boüillon. Cette recepte a efté éprouvée par Monfieur Brayer.

Onguent qu'on appelle de la mi-May, parce qu'il ne fe peut faire qu'au milieu du mois de May.

Prenez trois livres de beurre frais du mois de May, & y ajoû-tez une livre de diachilon-magnum, une livre de cire jaune neuve, une livre de poix réfine bien claire & nette. Il faut fondre le beurre féparément dans un poëf-lon blanc ; vous fondrez les autres drogues toutes enfemble dans un autre poëflon : enfuite mêlez le tout, & le faites cuire à petit feu environ une demie heure, re-müant toûjours avec un bâton. Cela fait, retirez-le de deffus le feu, & continuez de remüer juf-qu'à ce qu'il foit refroidi ou tiede, & le mettez dans un plat pour vous en fervir au befoin : Cet on-guent a une infinité de belles pro-prietez.

Onguent pour les écorchures des pieds.

Incorporez de la cire neuve avec huile d'olive à feu lent, juf-qu'à confiftence d'onguent ; graif-fez-en la partie écorchée, & met-

tez un papier deſſus pour empêcher qu'il ne s'attache au bas.
Eprouvé.

Boiſſon pour les febricitans.

Faites une décoction d'orge &
de pourpier ; elle eſt ſaine & ra-
fraîchiſſante.

Pour le mal des yeux.

Quiconque ne verra point, ou
ſera incommodé des yeux par
quelque accident, prendra un
œuf pondu le même jour, &
l'ayant fait durcir, il en ôtera la
cocque, puis il le coupera avec
un filet qui ait eſté à la leſſive ; Il
en ôtera le jaune, & à ſa place
il mettra du ſucre candy, aprés
il rejoindra les deux moitiez & les
liera avec un filet. Enſuite il les
mettra dans un petit pot de terre
avec

avec trois onces d'eau rose, il fera boüillir le tout ensemble à feu lent; il se fait de ce mêlange un certain onguent duquel vous oindrez le dessous de la paupiere basse de l'œil incommodé, joignant le poil, il faut continuer quelques jours. Tres-experimenté par Monsieur Lamy Docteur en Medecine.

Pour le mal de sein des femmes.

Prenez apy commun & le concassez dans une écuelle, & l'appliquez dessus avec un linge. Eprouvé.

Pour la brûlure.

Prenez du cresson, concassez-le dans un plat, oignez le mal de blancs d'œuf; battez-le ensuite avec huile d'olive, & mettez dessus le cresson. E. Monginot.

B

Pour le rhume & froideur d'estomach.

Il faut distiller sur un réchaud une chandelle dessus du papier avec bonne muscade, & l'appliquer sur l'estomach avec linges chauds.

Pour la pleuresie.

Prenez le poids d'un écu de noisettes rouges, & autant de corail rouge, pulverisez bien le tout & le donnez au malade dans l'eau de cocquericot, ou dans le vin blanc. Eprouvé par le sieur Gallais.

Pour les hemorroïdes.

Pendez au col en forme de chapelet les bolettes qui sont dans la racine d'une herbe appellée orpin, à mesure qu'elles seicheront

les hemorroïdes s'évanoüiront.
Tres-éprouvé.

Lavement experimenté pour provoquer le sommeil à ceux qui sont dans les plus grandes douleurs de colique.

Prenez deux dragmes de philonium romanum , délayez-les dans du lait bien chaud , avec une poignée de camomille , donnez ce lavement au malade ; & afin qu'il le garde long-temps , il faut que la dose soit moindre que celle des clisteres communs. E. Monginot.

Pour les vers des enfans.

Faites un cataplasme d'ail pilé, & l'appliquez sur l'estomach , l'ail aussi leur fera du bien ; s'ils en mangent , avec du beurre frais. Eprouvé.

Remede pour la gravelle en tout temps & en tout âge.

Prenez deux blancs d'œufs pon-dus le mesme jour, & les battez en telle sorte avec une cueïllere d'argent, qu'ils deviennent com-me crême : ensuite mettez-les dans un verre & les laissez repo-ser une nuit, & le matin vous trou-verez une eau tres-claire dans le verre, & une forte écume au-dessus ; separez ce qui sera clair par inclination dans un autre ver-re, & y ajoûtez autant de bon vin blanc : le malade en prendra le matin à jeun, & une heure aprés, il prendra un boüillon ou un morceau de beurre frais, il continuëra quinze jours, lesquels passez, il usera du syrop suivant.

Syrop.

Dans une chopine de Paris,

vous mettrez environ une demie once d'eau d'argentine , & autant d'eau de pinpernelle , avec deux livres de sucre fin ; faites-en un syrop dont vous prendrez le matin deux ou trois cueïllerées , autant avant dîner , & autant avant souper. Ce secret est important , Monsieur Urel en a fait l'épreuve avec succés sur plusieurs malades.

Pour la douleur de la goûte.

Prenez de la fiente de vache , avec du lait recemment tiré de ladite vache , & l'appliquez le plus chaud que vous pourrez ; cela fortifiera les nerfs du malade , & dissipera les nœufs si vous continuez quelque temps. Eprouvé par Monsieur Brayer.

Pour les hernies, ruptures & décentes de boyaux.

Il faut prendre des racines d'exula-campana, les piler, & les faire boüillir avec de l'eau de forge & du tan des Tanneurs de cuir. Ensuite il faut passer ledit tan par un tamis, prendre un linge & l'appliquer sur le mal avec fortes compresses, & le bander avec fortes ligatures fort larges de trois à quatre doigts, qui passent par dessus les épaules, afin que ny le cataplâme, ny les compresses ne tombent point. Il faut aussi que le malade se tienne deux ou trois jours au lit, les pieds plus hauts que la teste. Si le malade est âgé, il faut qu'il garde le lit une quinzaine de jours, afin qu'il se puisse former un calus ; si c'est une jeune personne, le calus se formera en neuf jours. Eprouvé par Monfieur Brayer fur plufieurs perfonnes avec fuccés.

Pour la difficulté d'urine.

Il faut prendre une poignée de racines de chardons à cent teftes, ou à leur deffaut des racines d'artichaux, les faire boüillir dans du vin blanc jufqu'à la reduction du tiers : beuvez-en tous les matins & les foirs loin du repas, & faites exercices, vous guerirez infailliblement. Mr de la Chambre.

Pour rafraîchir un malade.

Faites un cataplâme d'eau de pourpier & de farine d'orge, & l'appliquez fur la region du foye. Mr Brayer.

Secret admirable pour la colique venteuse.

Faites un décoction d'ail avec bon vin & huile de noix. Eprouvé.

Pour l'hidropisie.

Faites ptisanne avec racines de fraisier sauvage, & graine de genest, & continuez-en l'usage.

Pour la frenesie.

Il faut tirer du sang au dessus de la fossette du col, & sous la langue autant que les forces du malade le permettront, & fendre un veau ou mouton en appliquer la fressure toute chaude sur la teste, qui pour cet effet doit estre rasée & entretenuë avec force linges chauds, afin que la chaleur de ladite

ladite freſſure ne ſe diſſipe point.
Ce ſecret eſt de Mr Lamy qui s'en
eſt ſervy quelquefois avec ſuccés.

Pour la fiévre quarte ou continuë.

Prenez un gros oignon , une
gouſſe d'ail , & plein la main de
poudre à canon , avec autant de
ſel, & une bonne poignée de rhuë;
pilez le tout & l'appliquez ſous la
plante des pieds , & couvrez le
malade juſtement au commence-
ment du friſſon. Eprouvé.

Pour le hâle.

Frotez-vous le viſage d'un jaune d'œuf, laiſſez - le ſeicher , &
enſuite lavez-le avec eau fraîche.
Eprouvé.

Pour la fiévre tierce.

Prenez deux germes d'œufs frais,

C

& les diſſoudez avec de l'eauë
cordiale juſqu'à liquefaction , &
mettez de la même eauë cordiale juſqu'à un demy verre ; prenez cette doſe deux fois le matin
à jeun , & ne mangez que deux
ou trois heures aprés. Cette recepte eſt de Mr Veſou qui l'a experimentée pluſieurs fois.

Pour le mal de teſte.

Faites un frontal de feüilles de
freſne. Eprouvé.

Pour deſopiler le foye & la ratte ;
conſerver la voix, & nettoyer
l'eſtomach.

Prenez de la pelure de ſaule
boüillie dans une chopine d'eauë
ou plus ; ſi cette eauë eſt trop amere , mettez-y un peu de ſucre , &
en uſez tous les matins. Eprouvé.

Pour les goutes froides.

Faites un emplâtre de glus sur une peau de chevrotin avec de la graine de chanvre pilée & chauffée dans un poëlon, & l'appliquez sur le mal. Eprouvé.

Pour la retention d'urine.

Il faut prendre la grosseur d'une noix de sucre candy, le délayer avec du jus de citron & de limon, & en faire boire au malade. Eprouvé.

Secret pour provoquer le sommeil.

Il faut prendre une cueïllerée de syrop de pavot blanc, & le battre avec un verre de vin blanc où vous aurez infusé de la mente un espace de temps, assez grand

C ij

pour attirer ſa vertu. Infaillible &
éprouvé.

Pour la diſſenterie.

Prenez une bonne pomme, &
l'ayant creuſée, rempliſſez-la de
cire blanche qui ſoit nouvelle : enſuite renfermez-la & la faites cuire comme on cuit les poires, puis
la faites manger au malade ; Ce
remede eſt ſans pareil , & fort
éprouvé, il eſt de Monſieur de la
Chambre.

Pour arreſter le ſang.

Prenez de la cendre de gre-
noüilles calcinées dans un pot de
terre, & l'appliquez ſur la partie.
Eprouvé.

Pour les écroüelles.

Tirez le ſel de l'ongle d'un aſne

& de l'ongle d'un cheval, diſſo-
luez - le avec vinaigre & l'appliquez ſur le mal ; Ce ſecret eſt bon
& tres-éprouvé.

Pour les hemorroïdes.

Faites un ſuppoſitoire de la racine de brionia ou thitiſalba, & l'in-
ſinuez dans le fondement. Eprouvé.

Baûme admirable pour les playes
récentes.

Prenez une once de terebentine de Veniſe, autant d'huile de
mille-pertuis, trois onces de ba-
ſilicon, avec demy once d'huile
d'oruf ; fondez le tout enſemble
& vous aurez un baûme excellent.

Pour la chaude-piſſe.

Prenez une pincée de Jonbarde,
C iij

pilez-la, & en exprimez le jus que
vous mettrez dans du vin blanc,
& auſſi une pincée de graine de
lierre que vous pilerez & meſlerez auſſi dans ledit vin. Que le malade en boive ſoir & matin juſqu'à
ſa gueriſon qui ſera dans quatre ou
cinq jours. Cette recette eſtoit l'u-
nique dont ſe ſervoit un fameux
Empirique de Montpellier.

Pour la verole.

Le malade ne mangera point de
boüilly, d'oignons, poirreaux,
choux, lard, épices, ſel, trippes
teſte, pieds ny jarret d'animaux.
Pour breuvage il prendra de la de-
coction faite avec orge, racines de
chiendant, ſarſepareille, vinette
ou ozeille, chicorée ſauvage, bu-
gloſe, bouroche, chardon à cent
teſtes,& regueliſſe.Il prendra pendant quarante jours des pilules de

mercure, une chaque matin ; En
voicy la preparation.

Pilules de mercure.

Prenez une once de mercure
bien éteint, avec du jus ou ſyrop
de limons, le poids d'un écu d'or
de farine de froment ; agitez le
tout juſqu'à ce que le mercure ſoit
bien éteint, ajoûtez-y du rheum
electum, pulveriſez quatre onces,
de plus, le poids d'un écu de ſca-
monium, avec deux grains de
muſc : faites-en pilulles dorées
cinq pour une dragme, & donnez-
en une tous les jours quatre heures avant que de manger, & cela
pendant trente ou quarante jours.

Confection de l'eau celeſte.

Qui eſt bonne pour les tayes,
mailles, fluxions & inflammations

des yeux , pour la galle, gratelle ; dartres vives, farineuſes, ereſipelles, vieilles playes ; pour la gangrene, les ulceres, louppes des jambes, cancers & ulceres malins. S'en baſſinant & trempant des linges de toile de chanvre dans ladite eauë, les mettant ſur le mal, & changeant ſouvent. Faites diſſoudre de la chaux vive, une pierre groſſe comme le poing dans un pot d'eauë de fontaine, puis la paſſez par un drap afin qu'elle ſoit fort claire ; puis mettez-là dans un poëlon bien fourby de cuivre ou d'airain, ajoûtez-y une once de ſel armoniac, & battez ladite eauë avec un bâton , juſqu'à ce que vous la voyez de couleur d'un bleu celeſte.

Pour faire la pierre de cautere.

Prenez du pain , de la lie de vin,

de la paille de féves , du ferment,
des troncs de choux ; reduifez tout
cela en cendres : enfuite mettez
ces cendres dans un vaiffeau, dans
lequel vous mettrez une pierre de
chaux vive ; mettez de l'eau boüillante deffus le tout , jufqu'à ce
qu'elle furnage deux doigts par
deffus , pendant trois ou quatre
jours ; remuez le tout trois ou
quatre fois , puis vous en tirerez
l'eau la plus claire , où vous la fil-
trerez & la ferez boüillir , jufqu'à
confiftence de fel ou ciment.

*Emplaſtre noir pour toutes ſortes de
playes.*

Prenez du minium ou ceruſe une
livre , mettez-la en poudre tres-
fine , & prenez une livre d'huile
d'olive de la plus vieille , un verre
de fort vinaigre ; mettez tout cela
enfemble , & le délayez bien à

froid : enſuite donnez-y un feu mediocre, & remuez avec une ſpatule de ſapin. Vous pourrez y ajoûter une once de cire neuve.

Onguent admirable pour toutes ſortes de playes.

Prenez trois livres de beurre frais du mois de May, une livre de cire neuve, une livre de poix raiſine, une livre de diachilon magnum; fondez d'abord le beurre à part dans un poëlon blanc, puis vous prendrez les autres drogues que vous ferez fondre toutes enſemble dans un autre poëlon, les remuant toûjours avec un bâton net, tandis qu'elles ſe fondront; vous meſlerez le tout enſemble jettant ces trois drogues fonduës dans le poëlon de beurre : Enſuite vous ferez boüillir le tout ſur des cendres chaudes, n'y met-

tant du feu que ce qu'il faut pour
faire boüillir le tout l'espace d'un
quart d'heure, remuant toûjours
avec le bâton pour faire mêler les
drogues, & même remuant hors
du feu jusqu'à ce que le tout soit
tiede : ensuite vous ferez tout couler dans un pot bien net preparé
pour le conserver, & s'en servir au
besoin.

Remede pour la fiévre quarte.

Prenez deux onces d'huile d'o-
live, le poids d'un écu d'or de bon
theriaque, pour un sol d'eauë de
vie, & pour deux liards de beurre
frais, fondez le tout ensemble &
le dissoudez bien ; & lorsque vous
userez dudit onguent, il faut sça-
voir le temps de l'accés de la fiévre, afin de se preparer à execu-
ter ponctuellement ce qui suit. Le
jour de la fiévre il faut faire un
bon feu, & mettre l'onguent sus-

dit fur un réchaud pour le faire chauffer, & fi-toft que l'accés de la fiévre paroîtra, vous luy frotterez l'épine du dos dudit onguent le plus chaudement qu'il pourra le fouffrir du haut en bas, & du bas en haut, jufqu'à ce que vous voyez qu'il veuïlle entrer en fueur; pour lors vous mettrez le malade dans un lit baffiné chaudement, & vous le couvrirez bien, afin que tandis qu'il voudra fuer il le faffe. Il faudra feulement le fécher de temps à autre, fans l'expofer à l'air, c'eft-à-dire par deffous la couverture; s'il ne guerit pas la premiere fois, il faut toûjours reïterer jufqu'à la cinquiéme, & affurément il guerira. Un celebre Medecin de Montpellier nommé Regis en a fait fouvent l'experience fort heureufement.

*Secret pour la fiévre tierce & double
tierce.*

Prenez de l'encens en farines
le poids d'une pistolle, pour un
sol de saffran en poil, & du sel autant qu'il en faut pour un boüillon ; pilez bien le tout ensemble ;
prenez de plus de la suye de cheminée la grosseur d'un œuf, avec
le jaune d'un œuf bien frais, joi-
gnez le tout avec ce que dessus,
& le pilez encore, afin de le faire
bien incorporer. Prenez ensuite
un filet de bon vinaigre pour le
délayer & mêler, & quand vous
voudrez vous servir dudit onguent, vous l'étendrez dessus deux
bandes de linges de la largeur de
deux à trois doigts, pour estre
mises en mesme temps sur les deux
pouls de chaque bras : Notez qu'il
faut que l'onguent tourne tout au

tour du bras en guiſe de brace-
lets, & qu'il faut y coudre leſdites bandes, de peur qu'elles ne
ſortent de deſſus les pouls. Il faut
les laiſſer neuf jours entiers ſans
les oſter, parce que ce remede va
fort lentement, & ne tourmente
point le malade, au contraire il
ſe ſentira ſoulagé de jour en jour,
Notez de plus qu'il ne faut faire
ledit onguent que le jour que vous
voudrez vous en ſervir, car il a
plus de vertu quand il eſt recent.
Soyez exact à obſerver ce que deſſus, ſinon vous travaillerez en
vain. Ce remede a eſté experimenté ſouvent par Monſieur Urel
Medecin du Roi.

Remede aſſuré pour étancher le ſang.

Prenez du ſouphre en poudre, du
maſtic en larmes pulveriſez égales
portions, appliquez cette mixtion

fur une playe où il y a grande hemorragie : vous mettrez pardeſſus
des plumaſſeaux & des compreſ-
ſes , & les laiſſerez vingt-quatre
heures ſans lever l'appareil , au
bout deſquelles vous le leverez
bien doucement ; & ſi cela coule
encore recommencez de même.
Eprouvé.

Autre.

Les veſſes de loup ont une pro-
prieté ſpecifique pour étancher
le ſang.

Autre pour la perte de ſang par les narrines.

Les ventouſes appliquées ſur les
pieds y ſont un remede tres-aſſu-
ré : Monſieur de la Chambre s'en
ſervoit ordinairement , il l'avoit
appris de Foreſtus , *Obſerv. 14.*
lib. 13.

Autre.

De tous les remedes qui oſtent l'hemorragie ou perte de ſang, il n'y en a point de plus aſſuré que la ſincope, car par ſon moyen l'Evêque de Loudun en 1629. fut délivré d'une perte de ſang qui faiſoit deſeſperer de ſa vie au témoignage de Riverius.

Autre.

Si l'on void que le malade perde trop de ſang, il faudra appliquer au plus viſte un cataplaſme de bol d'Armenie, avec un jaune d'œuf détrempé dans du vinaigre, & l'appliquer ſur le front & ſur les tempes. Ce remede eſt approuvé & pratiqué de tous les Medecins dans la grande neceſſité.

Autre.

Autre.

Quand le mal ne veut point
ceder aux remedes ſuſdits, il faut
uſer des remedes narcotiques,
c'eſt à dire qui provoquent le
ſommeil, & qui ont la vertu d'arreſter ſur le champ toutes ſortes de fluxion & evacuation. Le
plus approuvé de ces remedes eſt
le laudanum, il en faut prendre
trois ou quatre grains au plus.
L'effet en eſt infaillible & approuvé de tous les Medecins.

Autre.

Spica nardi reduite en poudre
donnée dans un boüillon le poids
d'un écu d'or, ou dans l'eau de
plantain, eſt un ſpecifique admirable pour l'hemorragie. Le remede eſt de Monſieur Veſou, qui
apparemment l'avoit tiré du docte

Riverius, qui en fait un eloge particulier dans sa pratique.

Confection du crystal mineral.

Fondez du salpestre dans un pot de terre propre au feu, étant fondu, jettez-y du souphre en poudre ; jettez-en dix ou douze fois jusqu'à ce qu'on le voye clarifié, ensuite jettez-le sur un marbre chaud, ou dans un poëlon chaud, & vous aurez un crystal mineral en le faisant épandre d'un côté & d'autre dans le poëlon.

Poudre emetique dite Crocus metallorum.

Pulverisez l'antimoine avec son poids égal de salpêtre, puis le mettez dans un pot incliné sur le côté, mettez-y le feu avec un charbon ardent, la flâme étant paſſée , vous retirerez l'antimoine ſuffiſamment calciné. Vous le pulveriſerez ſubtilement , puis vous le laverez en deux ou trois eaux pour ôter le ſel fixe du ſalpêtre , enſuite vous le ſecherez doucement , la poudre ſera jaune, elle a toutes les meſmes vertus que les autres purgations d'antimoine preparé. La doſe eſt de dix à douze grains aux plus robuſtes , & aux autres moins ſelon leur force. On peut ſe ſervir de ladite poudre dans les lavemens y en mettant une dragme : Elle eſt bonne pour toutes ſortes de fiévres.

Confection du ſel policreſte propre pour les lavemens & pour les fiévres.

Prenez du ſalpêtre & du ſouphre, pulveriſez autant d'un que

D ij

d'autre, meſlez-les enſemble. Prenez enſuite un petit pot de terre
non verni, qui reſiſte au feu, mettez-le dans un fourneau ſur un
peu de charbon allumé, ſeule-
ment aſſez pour faire prendre feu
à la matiere qu'on mettra dedans avec une ſpatule; lorſque la
flamme ceſſera, vous y en rejet-
terez, & continuerez juſqu'à ce
que toute voſtre matiere y ſoit;
alors vous environnerez voſtre
pot de charbon ardent, & le laiſſerez conſumer & refroidir. Eſtant
froid vous oſterez ledit pot, &
ſeparerez le blanc d'avec le noir,
& le mettrez en poudre à part.
Le blanc vous ſervira pour les
medecines ou ptiſannes laxatives,
& le noir pour les lavemens, la
doſe eſt d'une dragme. Ce ſel eſt
propre pour deſopiler le foye, la
ratte, & provoquer les urines. Il
eſt tres-propre pour les hydropi-

fies , parce qu'il évacuë les eaux
meflé avec les ptifannes laxatives. Sa vertu eft de rafraîchir &
de tenir le ventre libre. Il faut
qu'il y ait de la reguelifle dans
toutes les ptifannes où on s'en
fert pour corriger fon amertume.

Poudre pour toutes les fiévres.

Prenez alun de roche , mettez-
le en poudre , & en donnez le
poids d'un écu d'or. Eprouvé.

Pour la fiévre tierce.

Prenez vitriol de Chipre bleu
gros comme une noix , trempez-
le dans un verre d'eau l'efpace
d'un *Ave Maria* pour les foibles,
& un peu plus long-temps pour
les robuftes. Et ayant retiré le vitriol , donnez l'eau à boire au malade une heure avant l'accés , &

un boüillon une heure aprés. Ce remede a esté souvent usité par Monsieur Vesou.

Beau secret pour la surdité.

Prenez un bâton de fresne verd & le mettez au feu, tirez l'eau qui en sortira par les deux bouts, & la mettez dans une phiole que vous boucherez bien ; & quand vous voudrez vous en servir, il faudra tremper du cotton dans ladite eau, & le mettre dans l'oreille du malade : Ce secret a réüssi sur plusieurs personnes au rapport de Monsieur Grignan, qui l'avoit receu d'un Empirique de Montpellier.

Confection de l'eau clairette.

Prenez une once de canelle, deux dragmes de macis ou fleur

de muscade, une dragme de gingembre, une dragme d'eau de vie
rectifiée, douze onces d'eau de
fontaine ; faites infuser le tout
avec une demie livre de sucre au
Soleil ardent. Eprouvé.

Confection de Genévre.

Prenez de la graine de genévre
qui ait esté cueillie pendant le
mois d'Aoust, deux pots, mettez-
les dans une chaudiere avec six
pintes d'eau, faites-les bien boüillir, & aprés il faudra couler le tout,
& concasser les grains, vous y ajouterez deux pots de bon vin, & ensuite vous remettrez le tout dans
la chaudiere, le faisant boüillir,
y ajoutant une livre & demie de
sucre : Faites boüillir le tout jusqu'à la reduction de deux à trois
pintes, & le passez par l'étamine. Pour en user il faut que ce soit

le matin à jeun, & n'en prendre
qu'une cueillerée, & ne manger
que deux heures aprés.

Hypocras.

Prenez trois livres de vin, quatre onces & demie de canelle,
deux dragmes de girofle, demie
once de cardamome ou graine de
paradis, demie once de gingembre, quatre livres & demie de sucre infusez à froid du jour au lendemain, & passez.

Essence d'hypocras.

Prenez une once de canelle, demie once de girofles, une dragme
de gingembre, poivre long, cardamome, galanges, muscade, macis, concassez le tout grossiere-
ment dans un mortier, & le mettez dans une phiole, versez-y de
l'eau

l'eau de vie par deſſus, fermez ladite phiole , & la cacheté avec cire d'Eſpagne , afin que rien ne
s'évapore ; enſuite laiſſez infuſer
le tout en lieu chaud pendant
huit jours : pour vous en ſervir il
n'en faut que trois ou quatre gouttes ſur une pinte de vin. Notez
qu'il y faut ajoûter le ſucre.

Remede contre les dartres.

Il faut picoter les dartres tout
autour avec une épingle, & elles
s'éteignent. Eprouvé.

Remede contre l'éreſipele.

Prenez aloës pulveriſé , jettez-
le ſept fois dans l'eau de chicorée , & le deſſeiché autant de
fois. Il faut enſuite l'imbiber deux
ou trois fois avec du ſuc de bour-
roche & de roſes pâle , & le deſ-

E

feicher autant de fois. Prenez
dudit aloës une once & demie,
fcamonnée preparée deux grains,
magiftere de corail une dragme
& demie, diamargaritum frigi-
dum demy grain & autant de rofes pâles. Il faut évalagmer le tout
enfemble avec fyrop rofat folutif,
& en faire pilulles. Ce fecret eft
de famille, l'experience en à efté
faite fouvent avec fuccés.

Remede pour la jauniffe.

Prenez une tanche que vous
appliquerez vive fur la region du
foye. Eprouvé.

Autre.

Prenez le boüillon de l'herbe de
fraife avec fa racine à jeun pendant quelques jours. Ce remede
eft tres-feur.

Autre.

Faites brûler le serment de vigne verd ou sec, puis vous passerez les cendres & en mettrez le poids d'une demie dragme dans du vin blanc, & quand elles auront reposé un quart d'heure, passez ce vin par un linge & le beuvez. Si ces remedes ne profitent, il n'y a que le mariage qui le puisse faire.

Confection de bon vinaigre.

Prenez de la farine d'orge & en faites un petit pain ; faites-le cuire ensuite, mettez-le en poudre ou en morceaux, metttez-le dans un sachet & le faites reposer dans le lieu où le vin sera pendant quinze ou vingt jours.

Pour le même.

Prenez des meures qui ne foient pas encore en maturité parfaite, faites-les feicher au four ; mettez-les en poudre, & jettez-les dans le tonneau où fera le vin.

Remede pour les bleffures de chevaux.

Prenez une poignée de nico-tiane ou chelidoine, pilez-la & en appliquez fur la playe. Eprouvé.

Autre.

Prenez une pierre de chaux vive & la mettez dans une quan-tité de miel fuffifante pour faire feulement que la pierre fe reduife en poudre d'elle-même, puis fervez-vous-en. Eprouvé.

Confection de la poudre de simpathie.

Prenez vitriol de Chipre ou romarin, faites-le calciner au Soleil pendant les grandes chaleurs, tant qu'il soit tout blanc, & le pulverisez le plus subtilement que vous pourrez. Cette poudre étanche le sang & guerit les playes simples ; mais pour les grandes playes, il la faut composer avec égale portion de poudre, de gomme adragan desseichée au Soleil, jusqu'en état de se reduire en poudre, & de ces poudres meslez en égale quantité, on guerit toutes sortes de playes : Observez qu'il faut penser les playes de douze heures en douze heures, & y tenir une petite tente, si la playe le demande, tant que vous jugerez qu'il y ait quelque chose à sortir de la playe ; il faut bien prendre garde que le linge dont vous uferez n'ait jamais fervi à des femmes. Pour plus grande feureté, achetez de la toile neuve, & en ufez, toutes les fois que vous penferez la playe; vous garderez tous les morceaux de linge où vous aurez mis de la poudre dans une boëte que vous porterez dans vôtre pochette, où vous la mettrez dans un lieu fec & temperé, & les morceaux qui auront efté fur la playe, jettez-les au feu & non dans l'eau ny dehors : pour les habits, il faut les mettre fur une perche en lieu fec, jufqu'à ce que le patient foit guery. Que fi pendant que vous penferez la playe, le bleffé fent du froid ou du chaud dans fa playe, ou bien de la douleur, mettez la boëte où feront les emplâtres & poudres en lieu frais, s'il fent du chaud, & en lieu chaud, s'il fent du froid. Faifant cela, vous tiendrez toûjours la playe en bon état & sans crainte d'accident fâcheux.

Pour les ulceres.

Prenez de la chelidoine, broyez-la & la meslez avec vieux-oing, & l'appliquez sur les ulceres. Eprouvé.

Confection de l'onguent verd pour toutes sortes de playes.

Prenez une livre de cire neuve, autant de poix raisine, meslangez-les avec une spatule dans une bassine sur le feu, où il y aura une livre d'huile d'olive, & aprés l'avoir fait cuire, vous y ajoûterez deux onces de vernis en poudre, & le tirant de dessus le feu, vous le remuërez jusqu'à ce qu'il soit froid. Eprouvé.

E iiij

*Pour le mal des yeux, & pour la
cataracte.*

Prenez le poids de seize grains
d'orge d'iris de Florence desseichée ; plus, seize grains de tuthie
preparée, seize grains de sucre
candy, seize grains de vitriol blanc ;
infusez le tout dans l'eau rose &
l'eau de plantain, ou à leur deffaut l'eau de fontaine environ dix
onces. Laissez infuser le tout au
moins vingt-quatre heures, puis
prenez de cette eau avec un linge blanc bien délié, & humectez
les yeux du malade, ensorte qu'il
en puisse entrer quelque goutte
dans l'œil, & reïterant cette hu-
mectation trois ou quatre fois le
jour, & avant que de se coucher.
Cette eau enleve le cataracte,
fortifie la veuë, & ostent toutes
les douleurs des yeux. Ce secret

est de Monsieur Urel qui l'avoit eu
du sieur Brandon Chimiste Piémontois : Tres-éprouvé.

Syrop de roses du Sieur Urel.

Prenez des roses pâles qui sont
les roses communes des jardins,
faites-en un lit de feüilles épais
de quatre doigts dans un pot de
verre, puis mettez-y un lit de sucre en poudre, selon la quantité
des roses. Le jour suivant, il faut
remettre dessus un autre lit de
sucre & continuer ainsi de jour
en jour, jusqu'à ce que le pot soit
rempli. Nota que les roses doi-
vent estre cueïllies avant le lever
du Soleil, & quand le sucre aura
entierement consommé les roses,
le syrop sera fait; estant achevé,
il faut tirer tout le clairet & le
conserver dans une bouteille de
verre, & la bien boûcher : puis

quand on en voudra prendre une
fois, la quantité sera de deux cueïllerées que l'on prend le matin,
ou seul, ou dans un boüillon; cette purgation est sans douleur, &
soulage extrémement: On se ser-
vira du marc pour en faire un excellent rossolis, en mettant dedans de bonne eau de vie ; &
pour luy donner un goût de musc
& le rendre parfait, mettez-y un
grain de musc & un grain d'am-
bre gris.

Excellent remede pour la brûlure.

Prenez petit & grand plantain
semper viva major, & semper viva minor, jusquiame, morelle ou
solanum, lierre terrestre, & les
semences froides quantitez égales, selon la quantité de l'onguent
que vous voudrez faire. Pilez le
tout & le faites boüillir dans l'hui-

le d'olive jusqu'à ce que l'humidité en soit entierement ostée, &
quand ces matieres ne petilleront
plus, il est seur que l'humidité sera levée, & l'onguent fait : vous
le mettrez dans des verres & en
oindrez la brûlure, & au bout de
huit ou dix jours on sera parfaitement guery de telle brûlure que
ce soit. Notez que si-tost que l'on
s'est brûlé, si on trempe un linge
dans l'eau de vie, & qu'on l'applique sur la brûlure, & si on reï-
tere trois ou quatre fois cette ap-
plication, il ne paroîtra jamais
aucune brûlure. Ce remede est
tres-éprouvé par Monsieur Urel
Medecin du Roy.

Remede excellent pour la fiévre quarte.

Prenez la ratte d'un mouton,
& quand l'accés commence à ve-

nir , il la faut appliquer fur les deux pouls des bras toute chau-de , & venant du mouton récem-ment tué , & l'y laiffer jufqu'à ce que l'accés ne revienne plus. Eprouvé encore de Monfieur Urel.

Pour les maux d'oreilles.

Prenez de la graiffe d'anguille, détrempez-là & la délayez avec de la coloquinte feiche , & vous verrez un effet infaillible. Ce fe-cret eft de famille , & tres experi-menté.

Pour remettre les parties nobles d'une cheute.

Il faut prendre la feconde écor-ce du tillot , & l'infufer dans du vin blanc , en faifant boüillir une poignée de ladite écorce , & boi-

re cette infusion. Ce remede a une
vertu toute miraculeuse. Eprouvé.

Remede infaillible pour la teigne.

Prenez une livre de suye de
cheminée bien tamisée , plus une
livre de tabac haché menu , deux
pintes de vin blanc , deux onces
d'alun de roche ; faites boüillir le
tout jusqu'à la consommation du
tiers , passez-le dans un linge &
moüillez-en la teigne avec une
éponge. Ce secret est de Monsieur
Lamy fort éprouvé.

Remede excellent pour le mal des
yeux.

Faites cuire deux œufs dans la
braise , étant cuits , prenez une
cueillere avec de la braise dedans,
& la posez sur l'œuf qui doit seicher & se distiller en eau. Vous re-

cevrez cette eau dans un linge étendu sur la surface d'un verre pour la passer, de cette eau vous en prendrez une goutte tous les matins dont vous vous frotterez les yeux. Experimenté.

Pour les écroüelles.

Prenez pivoine de Levant tres-mince de tige, ôtez le poil qui est à l'entour, & en pulverisez deux cueillerées, plus deux cueillerées de miel, deux jaunes d'œufs, deux cueillerées de farine de froment, du tout vous ferez un onguent admirable pour les écroüelles. Eprouvez par Monsieur Vesou.

Pour la colique.

Prenez deux muscades cuites sous la braise avec un œuf. L'œuf estant cuit, tirez vos muscades, broüillez-les & les mettez dans du lait de chévre ou de vache, & deux cueillerées d'huile d'olive, & donnez le tout au malade. Ce fecret eft de Monfieur Galois Medecin de Paris.

Remede affuré pour les chevaux pouffifs.

Prenez demie livre de fouphre dans une chopine d'huile d'olive, avec une cueillerée de poivre, & leur faites avaler avec la corne. Eprouvé.

Remedes infaillibles pour les chevaux enclouëz.

Prenez de l'ortie commune, pilez-la bien avec de la vieille graiffe de porc, faites parer la corne, & oftez le cloud, vous remplirez le trou de cet onguent, & remettrez le fer. Experimenté.

Pour connoiſtre les veritables écroüelles.

Prenez un ver de terre ſcié avec un filet, & le mettez ſur la playe, ſi les écroüelles ſont veritables, le ver ſera rongé par icelles.

Pour la décente ou rupture de boyaux.

Prenez des limaçons rouges, mettez-les dans une poche, & laiſſez-les ainſi mourir doucement à l'ombre. Pilez-les enſuite & faites-en prendre au patient dans un verre d'eau ou de vin, ou bien dans un boüillon, ſans luy en rien dire. Ce remede a eſté éprouvé pluſieurs fois par le Sieur Brandon Medecin en Piémont.

Remede

Remede tres-falutaire pour guerir les maux de tefte.

Il faut faigner l'artere des tempes, & en tirer fix onces de fang, il n'y a aucun peril. Monfieur Vefou s'en eft fervy fouvent avec fuccés, & fes plus fameux Medecins y ont toujours donné les mains, à fçavoir, Parans, Botallus & Riverius; mais il faut mettre fur l'ouverture l'emplâtre fait avec l'encens, le maftic, le bol d'Armenie, le poil de liévre, & le blanc d'œuf, & la bander comme on fait les playes de la tefte.

Autre.

Le cautere fait fur la future coromale, emporte fouvent le mal de tefte, & il a encore plus d'effet fi on l'applique aux tempes. Cette recette eft de Monfieur Vefou aprés Poterius & Riverius.

F

Pour la pleuresie.

Prenez une poignée de verven-
ne bien pilée, avec une poignée
de farine d'orge & plein le creux
de la main de poivre pilé, un blanc
d'œuf, delayez le tout, faites-en
un emplâtre, & l'appliquez sur la
partie. Eprouvé & donné par le
Sieur Monginot.

Pour resoudre les ulceres.

Prenez aristoloche ronde deux
onces, un quart d'alun de roche,
deux onces de sucre fin infusé dans
trois pintes de vin blanc. Eprouvé.

*Pour connoistre s'il y a de l'eau dans
le vin.*

Prenez un bâton de noisetier,
graissez-le d'huile d'olive, & le

plongez dans un verre de vin, &
ce qui restera au bout du bâton sera de l'eau , comme vous le pourez goûter. Eprouvé.

Remede excellent pour la morsure
d'un chien enragé.

Prenez de l'herbe nommée corne de cerf, broyez-la & donnez-
en le jus à boire au malade , &
appliquez l'herbe avec un peu de
sel sur le mal. Tres-éprouvé.

Parfum pour la chambre.

Prenez écorce d'orange & de citron doux , du girofle par égale
portion avec de l'eau rose, le tout
sur un réchaud.

Pour la goutte des pieds.

Prenez une poignée d'armoile ,
F ij

faites-la boüillir en huile d'olive, jusqu'à la confommation du tiers, frottez-en la partie affligée, & la douleur ceffera en peu de temps, Ce fecret eft du fieur de la Chambre Medecin du Roy.

Remede contre le froid des pieds & des mains.

Il faut prendre de la graiffe de renard & s'en froter foir & matin.

Remede pour la morfure d'un ferpent.

Prenez feüilles de frefne, broyez-les , mettez les deffus l'endroit mordu , ou oftez en le fuc & en donnez à boire à celuy qui a efté mordu , & vous verrez un bel effet. Tres-éprouvé.

Contre les punaifes.

Oignez voftre chalit de poix liquide & de jus de concombre, ou celle de poisson cuit. Eprouvé.

Pour la migraine & mal de teste.

Prenez des feüilles de lierre & les pilez bien, ensuite incorporez-les avec du miel rosat; mettez le tout sur une piece de toille fine, & l'appliquez sur le front. Eprouvé & donné par Monsieur de la Chambre & Monsieur Guenau.

Remede contre les vers des enfans.

Donnez-leur à jeun le matin des raisins de cabat, car les viandes fort douces sont contraires aux vers comme les ameres. Eprouvé.

Autre.

On doit donner aux enfans in-commodez des vers du semencontra dans du miel. Ce remede est d'autant plus feur , que les vers devorent le miel avec beaucoup d'avidité , & par confequent la poudre qui y eft cachée les tuent infailliblement. Ce remede fe pratique par tout , & les Medecins l'approuvent.

Autre.

Le mercure pris par la bouche n'operant point comme celuy dont on fait de l'onguent , peut eftre donné pour les vers. Fallope dans fon traité de la maladie Françoife s'en explique ainfi , & il affure qu'il a connu des femmes qui en avoient bû des livres entieres fans fe faire aucun mal, pour des fins qu'il ne fpecifie pas. Il dit de plus qu'il en donne pour les vers des enfans , & qu'il ne produit aucun autre effet que de faire mourir les vers. Eprouvé par Fabricius Hildamus , Joannes

Rappata, Baricellus, Sanctorius,
Ruerius.

Autre.

Les plus timides se contentent
seulement de donner de l'eau où
aura trempé le mercure. Eprouvé.

Pour ne se point lasser.

Il faut porter de l'armoise sur
soy, de plus l'armoise pilée avec
graisse & mise sur les pieds, ôte
la douleur qui vient du travail de
cheminer.

Pour faire liqueur dorée.

Prenez des écorces d'oranges
bien nettoyez par le dedans , &
bien broyées , puis les mêlez,
battez-les avec du souphre clair
& jaune, pulverisé selon la quantité qu'il en faudra , le tout bien

battu & mêlé ; mettez-le dans une phiole de verre en quelque lieu humide, & l'y laiſſez l'eſpace de huit jours, puis l'en ayant retiré, mettez-le ſur le feu , & en faites la liqueur dorée pour peindre & écrire.

Pour garder des roſes toute l'année.

Prenez du vin & du ſel autant que voudrez, mettez le tout dans un pot que vous remplirez des roſes que vous voudrez garder ; mais il faudra cueïllir leſdites roſes avant qu'elles ſoient épanouïes: enſuite couvrez éxactement vôtre pot & le ſerrez dans la cave, & quand vous voudrez prendre des roſes, mettez-les au Soleil, ou dans le four pour les épanouïr.

Pour

Pour faire changer de lieu aux fourmis.

Prenez de l'origan sec , & le pulverisez bien subtilement ; jettez-en à l'endroit où sont les fourmis, elles s'en iront.

Remede excellent pour la pierre & gravelle.

La gomme des cerisiers y sert admirablement , si on la trempe dans le vin blanc. Eprouvé.

Pour la surdité.

Prenez un gros de betoine, un oignon crud, rond & blanc ; faites-le fort distiller dans un alembic , ce qui sera distillé mettez-le dans l'oreille. Eprouvé par Mr Gallois.

G

Pour connoiſtre les bons melons.

Un bon melon doit avoir la queuë amere, la couronne dure, & eſtre fort peſant.

Remede contre les poux.

Si on étend de la limeure de corne de cerf ſur la teſte, il n'y viendra ny poux ny lentes. Eprouvé.

Remede contre la migraine.

Prenez de la betoine, faites-la ſeicher au plancher; enſuite battez-la dans un mortier, paſſez par une étamine. Deſſus deux onces de ladite poudre, mettez pour un ſol ou dix-huit deniers de ſucre pulveriſé, avalez le tout, & voſtre migraine ceſſera dans peu. Eprouvé par Mr Renaudot.

Pour blanchir & mondifier le cuir, & oster les lentilles.

Prenez farine de riz subtile & mondifiée, détrempez-la avec du lait de chevre blanche en façon de boüillie liquide, & la distillé. De cette eau l'avez-vous le visage soir & matin, & laissez-la seicher sans l'essuyer. Eprouvé.

Pour arrester le sang du nez.

Mettez de bon vinaigre dans l'eau froide avec un peu de sel, trempez-y un linge que vous appliquerez sur les parties honteuses, & le sang s'arrestera. Ce remede est infaillible, & fort experimenté.

Remede pour les cors des pieds.

Prenez une poignée de feüilles

de lierre, pilez-les, & en tirez le
fuc. Enfuite, oftez la premiere
peau des cors, & avec du cotton
trempé dans ce fuc, vous baffine-
rez ledit cor, & dans huit jours
la guerifon en eft immanquable.
Ce fecret a efté éprouvé fur plufieurs perfonnes, il eft de Monfieur Renaudot.

Confection de la cire d'Espagne.

Fondez trois onces de cire neuve, jettez deffus quatre onces de
gommelac reduite en poudre bien
menuë, une once de maftic, une
once d'encens, une once de fau-
dat, deux onces de poix raifine,
deux onces de terebentine de Ve-
nife, le tout fondu dans une terrine neuve, & bien remuer ; puis
on l'ofte de deffus le feu, & l'on
ajoûte le cinabre pour donner la
couleur en remuant toûjours ; puis

on jette cette matiere dans le moule. Eprouvé.

Secret agreable.

Si vous frottez des écrevices vivantes avec de l'eau de vie, elles deviendront auffi rouges que celles qui font cuites ; & par ce moyen on fe divertit aux dépens de ceux qui ignorent cette petite furprife. Eprouvé.

Pour avoir une rofe de bonne odeur.

La rofe fera de bonne odeur fi vous plantez un ail auprés d'elle : car comme elle perd fon odeur & fa force par le froid, elle la recouvre par le chaud. Eprouvé.

Pour le mal caduc.

L'eau diftillée de fleur de tillier,
G iij

orties menuës, & cerifes ; le tout
mêlé eft un fpecifique pour le mal
caduc. Eprouvé par Monfieur Vefou.

Pour le mal de dents.

Prenez de l'efprit de verre d'antimoine, une goute fur du cotton
appliqué fur la dent qui fait mal,
la douleur fera appaifée fur le
champ. Eprouvé.

Autre.

La racine de confoude majeure
nouvellement cueïllie, pilée &
mife fur la tempe en forme d'emplâtre, arrefte infailliblement la
fluxion : Monfieur Hailliot don-
na ce remede qu'il avoit éprouvé
cent fois à Monfieur de Ligny In-
tendant du Duc de Lorraine qui
s'en trouva entierement foulagé.
Je crois qu'il l'avoit tiré de Rive-

rius qui en fait mention dans sa Pratique.

Autre.

Prenez noix de ciprés, roses rouge, semence de nasturtium brûlé, mastic, terre sigillée, de tout une dragme & demie; pilez le tout dans du vinaigre rosat, & le laissez reposer vingt-quatre heures: ensuite faites-le seicher. Ajoûtez-y trois dragmes d'opium dissous dans l'eau de vie, de la poix navalle & de la colophane, une dragme de chacune; ajoûtez-y de la cire jaune, des olives contuses, semence de jusquiame & du pavot blanc fondu autant qu'il en sera besoin; & faites de tout cela un emplâtre pour l'appliquer sur les arteres ou sur la partie affligée. Ce secret est de Riverius, Medecin d'Henry le Grand : Il est infaillible.

G iiij

Autre.

Verſez une goute de vinaigre ou deux dans l'oreille, & vous arreſterez la fluxion qui cauſe vôtre mal de dents, principalement ſi la fluxion provient d'humeurs chaudes. Eprouvé.

Autre.

Si la fluxion provient d'humeurs froides, le ſuc d'ail mêlé avec de la theriaque, verſé tiede dans l'oreille, appaiſe la douleur ſur le champ. Eprouvé par Monſieur Veſou, qui ſelon toutes les apparences l'avoit tiré de Riverius.

Autre.

Prenez racine d'oſeille longue au Printemps avant qu'elle germe,

& la faite seicher ; si vous en mettez sur voftre dent affligée , elle
a une vertu specifique pour en
ofter la douleur. Monsieur Renaudot se trouvoit bien de ce secret, il l'avoit tiré de Foreftus ,
Obferv. 6. lib. 14. Tres-éprouvé.

Autre.

On se fert pour l'ordinaire de
l'huile de girofle, où l'on trempe
un peu de cotton pour en oindre
la dent ; & si elle eft rongée ou
creufe , on en laiffe couler une
goutte dans sa cavité , ce qui fait
fortir l'humeur attachée à la partie , & la fortifie. Mais l'huile de
camphre eft encore plus falutaire,
& ses effets font plus prompts que
de celle de girofle. Eprouvé.

Autre.

L'experience des Medecins a

trouvé l'huile de buis encore plus
efficace que les precedentes , Mr
de la Branche s'en fervoit ordinairement. Ce fecret eft de Foreftus.

Autre.

Que fi le mal eft fi opiniâtre
qu'il ne cede point à tous les remedes fufdits, & qu'on ne veüille
pas faire arracher la dent par la
crainte du Chirurgien ; il faut fe
fervir de la feüille d'elleboraf-
trum , & en frotter la dent aprés
l'avoir pilée, elle la fera tomber
infailliblement : mais comme on
pourroit toucher aux dents voi-
fines , on donne avis à ceux qui
voudront faire cette experience,
de coucher de la cire fur celles
qui ne feront point gâtées, parce
que cette feüille en fait autant
tomber qu'elle en touche. Ce fecret a efté prariqué par Monfieur

Vefou. Il eft dans la pratique de Ruerius, & paſſe pour certain. Eprouvé.

Recepte incomparable pour les bleſſures, & pour la gangrene ſans inciſion.

Prenez douze grains de pivola, autant d'angelique ſauvage, autant de verge d'or, autant de ſanicle, autant de pied de lyon, autant de blettes rouges. Le tout des feüilles bien pulveriſé, cueilly au plein de la lune de May (s'il ſe peut) ſeiché entre deux linges dans une chambre ou le Soleil ne donne point, & enſuite faire la compoſition cy-deſſus, mettez-en le poids d'un écu d'or dans un ſachet de toile ou de ſerge, dans lequel il ne ſoit pas preſſé, & étant lié le mettre dans un pot d'eſtain avec trente-deux onces de vin

blanc ou de clairet (s'il n'y en a
point d'autre,) puis bien boucher
le pot avec du parchemin lié, & le
mettre dans une chaudiere d'eau
qui ne puiſſe pas entrer dans ledit
pot que l'on mettra ſur le feu, &
on le fera boüillir à petit boüillon
juſqu'à ce que le vin ſoit diminué
d'un verre, c'eſt à dire, pendant
le temps qu'on cuiroit un œuf ;
enſuite vous le coulerez, & le reſte
vous le garderez dans le même
pot bouché, ou dans une bouteille
de verre, & l'on ſe ſervira dans le
beſoin de la compoſition miſe dans
le ſachet par cinq diverſes fois, &
à meſure qu'on s'en ſervira, il
faudra diminuer la doſe du vin.
Si la gangrene eſt dans une partie, elle la guerit en faiſant tomber la chair morte ; le flaquereau
qu'on peut ajoûter à ce remede
eſt encore propre pour empêcher
que les enfans ne ſoient marquez

de la petite verole, en leur frot-
tant le viſage avec cette potion,
& leur en faiſant boire un demi-
verre. Ce remede eſt de Monſieur
Charas illuſtre pour la chimie, il
l'a experimenté ſouvent avec ſuccés. Eprouvé.

Pour la pierre ou gravelle.

Les giſiers de poulets ſeichez
& mis en poudre ſont d'un merveilleux effet, ſi l'on prend de
cette poudre le matin dans du
vin blanc. Eprouvé.

Pour le flux de ſang.

Prenez une chopine de lait, &
la faite boüillir avec trois ſoup-
pes de pain roſti, que vous ferez
boüillir tout enſemble, & l'ayant
tiré du feu, vous y ajoûterez trois
cueillerées d'eau roſe , & une

cueillerée de vinaigre, que vous mêlerez ensemble, & vous ferez prendre ledit remede à jeun au malade deux jours de suite, il poura manger deux heures aprés. Eprouvé par le Sieur Urel. Infaillible.

Remede immanquable pour la pierre, gravelle, & retention d'urine.

Prenez gros comme le poulce de racine de flambe, dite iris, qui fleurit bleû sortant de la terre, lavez-la sans la ratisser, concassez-la, & la mettez infuser pendant vingt-quatre heures dans un demi-septier de bon vin blanc bien bouché, ensuite ostez la racine, & faites boire ce vin au malade à jeun, si la premiere fois le remede ne reussit pas, il faut le retirer en le faisant seulement cinq ou six jours aprés. Ce remede n'a jamais manqué à toutes sortes de person-

nes de l'un & de l'autre sexe, petits ou grands, jeunes ou vieillards.
Tres-experimenté.

Ce remede est aussi merveilleux
pour l'enflure des cuisses & des
jambes. Il est du Medecin Piémontois.

Pour resoudre les ulceres.

Prenez quatre onces de diapalme, une once d'huile d'olive, &
les faires resoudre dans un verre
de vin. Eprouvé.

Pour le mal de teste.

Faites un frontal avec des jaunes d'œufs & du sel. Eprouvé.

Pour la brûlure.

Le blanc d'œuf avec huile d'o-
live battus ensemble sont d'un

grand effet, fi l'on change foir & matin l'emplaftre. Eprouvé.

Pour appaifer la douleur des hemorroïdes.

Prenez de l'ortie feiche & de l'anis verd autant d'un que d'au‑tre, reduifez‑les en poudre fort fubtile, & aprés l'avoir paffée par le tamis, mettez‑y l'huile d'olive ou l'huile rofat. Ce fecret eft de Monfieur Brayer. Eprouvé.

Pour arrefter le fang des veines, ou des arteres coupées,

Faites fondre & difoudre du vi‑triol dans de l'eau commune au‑tant qu'elle en pourra prendre. Cela fera d'un grand effet, fi vous en oignez la partie de temps en temps. Eprouvé.

Pour

Pour la colique.

Prenez de la fiante de cheval recente jettez deſſus un verre de vin blanc; enſuite vous le paſſerez par un linge fin, vous y ajoûterez une dragme & demie d'anis verd pulveriſé, & un peu de ſucre. Il faudra reïterer cette doſe deux ou trois fois. Que ſi le malade à envie de vomir, il doit prendre quatre onces de vin émetique; enſuite il faudra le faire ſuer en le couvrant beaucoup. Ce remede a eſté donné par Monſieur Veſou. Eprouvé.

Pour la colique nefretique.

Prenez un demi-ſeptier du meilleur vin rouge, quatre once d'huile de noix, deux onces de therebantine de Veniſe, & faites-en

H

un cliſtere. Le Sieur Veſou. E-
prouvé.

Pour la colique billieuſe.

Il faut prendre deux poignées
de renoüée, les faire boüillir dans
une pinte de vin rouge vieux, &
eſtant conſommée juſqu'au tiers,
couler ledit vin & le donner au
malade eſtant encore chaud , &
mettre le mare ſur le nombril.
Eprouvé.

Pour la colique vicieuſe.

Prenez une once d'eau de vie,
dans laquelle vous reſoudrez un
jaune d'œuf frais avec muſcade,
& le donnez au malade loin du
repas. Eprouvé.

*Lavement salutaire pour la colique
bilieuse & nefretique.*

Prenez une décoction émollien-
te & laxative avec demie once
de sené, & y dissoudez deux onces de miel mercurial, un once
de diaphernic, & trois ou quatre
onces de vin émetique avec une
cueillerée de vinaigre, & trois
onces de sel : vous donnerez ce lavement quand le grand mal sera
trop opiniâtre contre les autres
remedes. Cette recepte est de
Monsieur Deniau, Medecin de
Paris. Eprouvé.

Pour la pleuresie & mal de côté.

Prenez quatre ou cinq blancs
d'œufs, étendez-les sur des étoup-
pes de chanvre, & concassez un
once de poivre avec autant de

gingembre , appliquez ledit cataplâme fur le côté douloureux ,
& ne le laiffez pas plus de neuf
à dix heures aux perfonnes robuftes , & fept à huit aux foibles , puis
ôtez-les , & gardez-vous de le
jetter, car il feroit tres-dangereux.
Ce cataplâme ayant attiré à foy
tout le venin ; ce remede eft fi
certain, que de mille il n'en man-
quera pas un fans le guerir dés la
premiere fois ; c'eft un fecret de
famille tres-éprouvé.

Remede pour arrefter la diffenterie.

Prenez une perdrix rouge en-
tiere avec les plumes, mettez-la
dans un plat vernifé ou plombé,
& la reduifez en poudre la mettant dans un four chaud jufqu'à ce
que la chair, les os , & les plumes
fe puiffent aifément reduire en
poudre, donnez de cette poudre

le poids d'un écu d'or dans le meilleur vin clairet, & dés la premiere fois le sang est arresté, & l'on guerit parfaitement dudit mal; mais afin qu'il n'arrive point d'accident, il faut tenir le ventre libre avec le boüillon qui suit.

Prenez chicorée sauvage, pissanlis, mercuriale, feüilles de violettes de Mars. L'hiver, cerfeüil, buglose, bouroche, laituës, pourpier & autres herbes operatives; faites cuire les herbes avec la chair de veau & poulets sans sel, & pour la prendre ajoûtez-y un peu de verjus ou jus de citron. Ce remede est incomparable, donné par Monsieur Deniau. Eprouvé.

Confection de la bonne ancre.

Prenez cinq pintes d'eau de pluye en Hyver, & non de fontai-

ne ; si c'est en Esté, prenez-en six
pintes , plus trois quarterons de
noix de galles concassée grossie-
rement, deux quarterons & demy
de gomme arabique , trois quarterons & demy de couperose d'Al-
lemagne , deux onces de vitriol
de Chypre : Mettez le tout dans
une cruche avec l'eau , excepté la
gomme Arabique en poudre , qu'il
ne faut mettre que le lendemain,
& la laisser infuser quinze jours
ou un mois pour s'en servir ; il la
faut remuer deux fois par jour
avec un bâton. Remarquez qu'il
ne le faut faire ny au feu ny au
Soleil ; si vous voulez rendre vôtre ancre luisante , il y faut ajoûter tant soit peu de sucre candy
dans le cornet. Ce secret est tres-
éprouvé.

Pourdre admirable pour faire sortir le sable des reins & de la vessie.

Prenez des noyaux de nêfles qui soient bien meures, lavez-les dans du vin blanc ; plus une once des quatre semences froides, plus demie dragme de reguelisse, & autant de semences de saxifrage, plus semence de milium salis, de genest, de pinpernelle, des petits hauts d'asperges, de chacun un scrupule, plus vingt-quatre grains de sucre candy, semence de guimauve de chacun une dragme, plus six onces de sucre blanc, le tout mis en poudre & mêlé ensemble. Quand vous aurez pulverisé toutes les drogues cy-dessus, passé par le tamis de soye, vous mettrez aussi les six onces de sucre blanc en poudre, & les passerez par un tamis commun, puis vous mêlerez bien le tout enfemble, & vous ferrerez ladite poudre pour le befoin. Il en faut prendre trois heures avant que de manger, la dofe eft une cueillerée dans du vin blanc, ou dans du boüillon, & cela le premier & le dernier jour de chaque femaine, c'eft à dire tout les huit jours. Ce remede vient de Monfieur de Charas, qui l'avoit eu d'un grand Chimifte du Roy d'Angleterre. Eprouvé.

Confection de l'eau de chaux vive pour les playes, la gangrene, & les cloches.

Prenez une pierre de chaux vive de la groffeur du poing, & la mettez dans une terrine, jettez deffus trois ou quatre livres d'eau boüillante, & la laiffez infufer un jour ou deux, ayez foin de la remuer

muer deux fois le jour, puis étant bien claire, paſſez-la par un drap, & la ſerrez pour le beſoin. Pour la compoſer pour les ulceres & playes où il y a chair boüeuſe, il faut avoir demie dragme de ſublimé, & le mettre bien en poudre, le diſſoudre dans une livre de ladite eau qui viendra jaune, c'eſt ce que nous appellons eau ſpagirique. Si c'eſt pour la gangrene, il faut davantage de ſublimé; pour s'en ſervir, il faut tremper des plumaſſeaux ou de la charpie dedans, & les appliquer ſur l'ulcere ou playe.

Ladite eau miſe ſans ſublimé dans un baſſin ou chaudron de cuivre jaune, avec un peu de ſel armoniac, le laiſſant infuſer un jour ou deux, & paſſant l'eau par un drap ou papier gris pour la purifier, ſera d'un beau bleu celeſte, on l'appelle l'eau celeſte ou ſeconde. Elle eſt admirable pour lemal

I

des yeux ; car elle oſte les taches
nouvelles, & fortifie la veuë ; elle
eſt bonne auſſi pour les inflammations, ſi on en met trois fois le jour
dans les yeux malades. Eprouvé.

Eau pour les colliques, & pour forti-
fier l'eſtomach , pour les femmes
en travail d'enfant.

Prenez quatre livres de bonne
eau de vie , une livre de groſſes
ceriſes ſans queuë , une livre de
ſucre , demie once de canelle, autant de girofle, & autant de muſcade ; il faut mettre les ceriſes
dans une groſſe bouteille, & l'ex-
poſer au Soleil , ou en lieu bien
chaud l'eſpace de quelque temps;
il en faut prendre une cueillerée
ou deux. Eprouvé.

Lavement de grande utilité pour les coliques, dont les douleurs sont rebelles.

Faites une décoction carminative avec l'opium, ajoutez-y de la marjolaine sauvage, camomille, melisse de chacune une demie poignée, semence de fenoüil gros & d'anis, chacune un once ; le tout estant boüilly ensemble, prenez-en pour faire un lavement, & y dissoudez demy once de lenitif, de casse, autant de diaphernie, & le poids d'un écu de philonium romanum, deux onces de miel violat, & autant d'huile de noix. Ce lavement a esté éprouvé & donné par Monsieur Deniau Medecin de Paris. Eprouvé.

Onguent souverain pour la goute.

Prenez un quarteron de cire

neuve jaune, faites-la fondre, ajoutez-y enfuite un demy feptier de therebentine commune, plus un quarteron d'huile d'olive, plus pour un fous de cerufe en écaille, la broyant bien dans un mortier de marbre, ou fur une pierre juf- qu'à ce qu'elle foit reduite en pou- dre, enfuite mêlez-la avec les au- tres drogues, remuant toujours jufqu'à ce que le tout foit reduit en onguent : Il faut remarquer icy qu'avant de mêler la cerufe, il faut que les autres drogues foient froides ; il faut bien remuer la ci- re, la therebentine, & l'huile d'o- live jufqu'à ce qu'ils boüillent, & laiffer refroidir le tout avant que d'y mettre la cerufe. Cet onguent a efté donné par Monfieur Charas, celebre Chimifte. Tres-experi- menté.

Remede specifique pour la bile.

Prenez trois grains de pignon d'Inde des plus petits (les gros ne faisant rien) reduisez les en poudre avec un couteau ; mettez-y de l'antimoine preparé la pesanteur de deux grains de bled , donnez cette prise, & une heure aprés un boüillon rafraîchissant. Ce remede a esté donné par Mr Vesou. Tres-experimenté.

Bon consommé pour les malades.

Prenez un pot de terre qui soit bien fermé par le haut , mettez-y un jarret de veau, un jarret de mouton, un vieux coq, le tout mis en pieces avec les pattes même du coq, aprés emplissez-le d'eau & le bouchez avec du levain de seigle, afin qu'il n'y entre point

d'air, aprés vous attacherez aux
ances dudit pot une pierre pour le
faire tenir au fond d'une chaudiere sur le feu, faisant boüillir de
l'eau dans cette chaudiere, & la
chaleur de cette chaudiere, ou
plûtôt de son eau boüillante, fera
boüillir ce qui sera dans vostre pot,
qui pour cet effet doit estre laissé
dans l'eau de la chaudiere dix à
douze heures au moins, & vostre
consommé sera fait. Eprouvé.

Les grandes utilitez de la laituë.

Si vous appliquez la laituë en
feüille sur le front d'un febrice-
tant, cela le fera dormir.

La semence de la laituë broyée
& buë, arreste la perte de la semence genitale, estant tres-utile
à ceux qui sont tourmentez de son-
ges & imaginations veneriennes.
La laituë n'estant point mêlée

avec du chaud , amortit le feu de la concupiſcence. Experimenté.

Remede admirable pour appaiſer la grande douleur de la goutte.

Mélez de la farine d'orgè avec rhuë & choux, coriande & ſel , en faire un cataplaſme , vous aurez un remede pour appaiſer la grande douleur de la goutte & podagre. Ce remede eſtoit familier au Medecin Piémontois dont nous avons déja parlé. Eprouvé.

Remede contre les champignons venimeux.

Celuy qui aura mangé des champignons venimeux ſera hors de danger , s'il boit du jus de choux. Eprouvé.

I iiij

Pour la sciatique.

Mélez des cendres de chaux brulé avec du vieux oing, & vous ferez infailliblement soulagé : Ce remede a esté donné par Monsieur Deniau. Experimenté.

Remede assuré contre la morsure de vipere.

Prenez du suc de choux crud, & le mélez avec du vin ; ce remede bû par le patient le guerira de la morsure de vipere ; & si vous y ajoutez du fernugrec, c'est un souverain remede contre la goutte des pieds, & autres maladies des jointures : Ce remede a esté éprouvé par le Sieur Brandon, sur le deffunt Abbé de Chesery en Savoye, & sur beaucoup d'autres personnes de qualité avec succés. Tres-éprouvé.

Remede specifique pour la pleuresie.

Prenez de l'encens de la grosseur d'une noisette, & le mettez dans une pomme que vous ferez cuire, & que vous ferez ensuite manger au malade. Ce remede, au rapport de Monsieur Charas, est d'une vertu admirable. Eprouvé.

Pour faire uriner.

Prenez la semence de persil cuitte en vinaigre & en eau, & la mangez. Eprouvé.

Pour la jaunisse.

La semence de persil beuë avec du vin blanc est tres-bonne pour la jaunisse, & même elle est de grand secours pour les femmes qui ont leur mois retenus, & pour

les obstructions en general, Monsieur Deniau. Eprouvé.

Autre.

Prenez de l'absinthe & l'infusez
dans du vin blanc, elle est fort salutaire pour la jaunisse, si l'on en
boit un verre tous les matins pendant quelques jours: Monsieur de
la Chambre usoit de ce remede.
Eprouvé.

Pour les dents agacées.

Mangez ou du pourpier, ou de
l'ozeille, ou du fromage, l'un des
trois. Eprouvé.

Pour appaiser la soif.

Prenez une feüille de pourpier
& la mettez sous la langue, lorfque vous serez alteré, cela appaisera la soif. Eprouvé.

*Pour oster les verruës & porreaux
des mains.*

Il faut souvent se frotter les
mains avec du pourpier, cela les
fera tomber. Eprouvé.

Pour les lévres crevées & gersées.

Prenez de la racine de pourpier
seichée & mêlée avec miel, redui-
sez-la en onguent, que vous appliquerez sur les lévres crevées.
Eprouvé.

Pour la teigne.

Prenez le suc de poirée, & en
frottez la teste par diverses fois.
Eprouvé.

Pour faire du vinaigre promptement.

Prenez de la racine de bete & la

pilez, puis jettez-la dans du vin, & trois heures aprés vous aurez du vinaigre. Eprouvé.

Pour arrester le sang du nez.

Prenez des poreaux avec encens, & noix de galles, & mettez-les dans le nez, le sang s'arrestera. Eprouvé.

Pour empêcher le vin d'aigrir.

Il faut jetter des poreaux dans le vin, non-seulement ils empê-chent le vin d'aigrir, mais ils chan-gent le vinaigre en vin. Eprouvé.

Pour décharger le cerveau.

Prenez du suc d'oignon, & tirez-en par le nez, il vous déchargera le cerveau de toute la superfluité, & de toutes mauvaises humeurs; ce même suc mis dans le fonde-

ment avec du cotton fait couler
les hemorroïdes. Eprouvé.

Pour appaiſer les douleurs des
hemorroïdes.

L'oignon blanc cuit ſous la cendre, & incorporé avec quantité de
beurre frais, appaiſe admirablement les grandes douleurs d'hemorroïdes. Eprouvé.

Pour faire mourir & amolir un abſcés.

Faites cuire ſous la cendre un ou
pluſieurs oignons, enſuite petriſ-
ſez-les avec huile de lis. Il n'y a
rien de plus aſſuré ny de plus propre pour meurir l'abſcés. Eprouvé.

Belles proprietez de l'oignon.

Les pelures d'oignon cuites ſous
la cendre, & appliquées ſur la par-

tie brûlée, oftent entierement la douleur des brûlures.

L'oignon eft fort falutaire fi on le cuit fous la cendre, & fi enfuite on le mange avec du miel ou du fucre, aux pouffifs & aux aftmatiques. Eprouvé.

Pour la douleur des dents.

Si la douleur des dents eft caufée par une humeur froide, il n'y a qu'à tenir de l'ail dans la bouche, & la douleur ceffera. Eprouvé.

Remede pour la fiévre quarte.

Si vous mangez de l'ail avant l'accés de voftre fiévre, vous ne fentirez aucun friffon, & toft aprés vous fentirez une douce chaleur. Eprouvé.

Pour la jauniſſe.

Le ſuc de reffort bu avec du vin cuit, guerit la jauniſſe par une vertu ſpecifique. Eprouvé.

Remede pour la toux envieillie.

Prenez du jus de ſauge tiede, il n'y a rien de meilleur pour remedier à cette maladie. Eprouvé.

Ce même remede eſt admirable (ſi on le mêle avec du miel, & qu'on le boive à jeun) pour ceux qui crachent le ſang. Ce remede a eſté donné par Monſieur Urel. Eprouvé.

Contre l'eſquinancie.

L'hyſope cuite avec du vin, & gargariſer, eſt un bon remede contre l'eſquinancie ; ce remede

fait aussi mourir les vers, & si vous
mêlez avec l'huile , il guerira la
galle des animaux. Si vous ajoutez
du miel, des figues, & de la rhuë,
il sera bon contre l'inflammation
des poulmons, contre les maladies
du foye , les toux inveterées , la
difficulté de respirer , la pleuresie,
& mesme la gravelle, donné par
Monsieur Urel à Monsieur d'Au-
bigny. Eprouvé.

*Remede tres - particulier pour la
colique.*

Prenez deux vessies de pour-
ceaux & les remplissez a moitié
de lait , faites-les chauffer dans
l'eau boüillante l'une aprés l'autre , ensuite appliquez-les sur le
ventre du patient, cela appaisera
incontinent toutes les douleurs de
ventre. Remarquez sur tout qu'il
faut pour un homme la vessie d'un
cochon

cochon mâle, & pour une femme
celle d'une truie. Ce secret est
très-seur, donné par le Medecin
Piémontois. Eprouvé.

La confection des pillules angeliques.

Prenez une livre de sucre de roses, suc de fumeterre, chicorée,
buglose, bouroche, & houblon, de
chacun deux onces ; il faut les é-
purer au Soleil, puis y ajoûter
une dragme de santal citrain. Exposez le tout au Soleil deux ou
trois jours, puis le coulez ; cela
fait, ajoûtez-y deux livres d'aloës
cicotrain pulverisé subtilement
dans ce mêlange, il faut proce-
der lentement, mouvant la masse
avec un bâton propre. Tout ce
que dessus bien mêlé, il le faut
tous les jours exposer au Soleil, &
avoir soin de le remuer de temps

K

en temps jufqu'à parfaite confiftance de pilules ; il faudra avoir
égard à la chaleur plus ou moins
grande fans regime. Pour en ufer,
on en prendra le poids de fix
grains demy-heure avant le repas,
foit le matin ou le foir. Leurs vertus font pour les affections de
l'eftomach , les defluxions , pour
corroborer le foye , purger doucement la bille & la pituite. Elles
confortent auffi les inteftins , & en
chaffent les douleurs. Elles gue-
riffent les vertiges & les étourdif-
femens. Donné par un Chymifte
nommé Charas. Tres-éprouvé.

Pour le farcin des chevaux.

Prenez la racine de figillum
Solomonis plein les deux mains ,
& les hachez bien menu, mêlez-
les parmy l'avoine des chevaux,
& continuez pendant un mois en-

tier. Ce remede est fort éprouvé.

Eaux pour le mal des yeux

Prenez Vitriol blanc une drag-me, poudre d'iris de Florence, six dragmes, sucre candy, une livre & demie, eau commune, une livre & demie, eau rose, une livre & demie ; mettez le tout dans une bouteille de verre, & l'exposez au Soleil: Il en faut mettre deux fois le jour dans l'œil. Ce remede a esté donné par Mr de Charas. Eprouvé.

Pour la tache des yeux.

La grosseur d'une noix de sucre candy bien tamisé, aussi gros de farine de fleurs, le tout mêlé ensemble, prenez une plume dont on n'ait point encore écrit, couppez-la par les deux bouts pour la rendre bien ronde, emplissez-la à moitié de voſtre poudre, & ſoufflez-la dans l'œil malade. Ce ſecret eſt de Monſieur Vaccot fameux Chymiſte. Tres-éprouvé.

Confection de la ptiſane royale.

Prenez demie once de ſené, ſix dragmes de polipode.de chêne, demie-once de regliſſe, deux dragmes de roſes de Provins, une dragme & demie de criſtal mineral, deux dragmes d'anis verd, demie once de ſarſepareille coupée. Le tout infuſé dans une pinte d'eau depuis le matin juſqu'au ſoir, & en faites quatre priſes, & en prenez deux fois le jour. Eprouvé.

Eau admirable pour la colique.

Prenez une bouteille d'eau de vie, & l'expofez au Soleil, mettez dedans de la fleur de millepertuis, qui fe doit amaffer le jour de la faint Jean Baptifte, & eftant infufée dans l'eau de vie au Soleil pendant quelque temps, celuy qui fera travaillé de la colique en avallera une cueillerée. Ce remede eft excellent, donné par Monfieur Denjau. Eprouvé.

Ptifane laxative excellente
pour rafraìchir.

Prenez polipode de chêne, rofes de Provins & fené, deux onces des uns & des autres, regueliffe, une once & demie, anis verd trois dragmes, tamarins trois onces, criftal mineral une

once, la moitié d'un citron cou-
pé en quatre, infufez le tout à
froid dans deux pintes d'eau commune deux jours durant, & le
coulez par un linge. Prenez-en
le matin un verre de demy feptier
mefure de Bourgogne, où la pinte tient quatre grands verres.
Cette ptifanne eft de Monfieur
Urel. Experimentée.

Onguent pour toutes les playes
& apoftumes.

Prenez un quarteron de vieux-
oing de cochon, broyez-le bien
fans le faire fondre, une demie
livre de miel, ajoûtez-y farine
de froment & trois jaunes d'œufs
frais. Ce remede eft propre pour
apoftumes, brûlures, morfures de
chien. Ce remede eft de Monfieur
de la Chambre, bien approuvé.

Pour les vers des enfans.

Prenez du theriaque gros comme une noisette, delayez-le dans l'eau de scabieuse, ou chardon benit, & donnez-en à boire. Eprouvé.

Purgation cordiale, qui purifie le sang & corrige la bile.

Prenez une once de roses sauvages, pulverisez-les, & les prenez à jeun ou dans un boüillon, ou avec du vin, & gardez la chambre. Eprouvé.

Lavement anodin pour les enfans.

Prenez pour deux liards de lait recemment trait, & y faites dissoudre pour deux liards de miel rosat avec un jaune d'œuf, donnez-le tiede à l'enfant. Eprouvé.

Purgation vomitoire pour les fiévreux.

Prenez de la racine de fureau, pilez-la avec un blanc d'œuf, humez-en un verre, & vous vômirez, & jetterez ce qu'il y aura d'impur dans voftre eftomach. Eprouvé.

Gelées pour les malades.

Prenez une poule & un morceau de veau, hachez le tout en morceaux, comme pour mettre en pafte, faites confommer le tout, & paffez dans un linge, jettez du jus d'orange fur la colature, & même du jus de citron. Laiffez repofer & refroidir le tout, vous aurez une gelée admirable. Eprouvé.

Gargarifme pour les dents.

Prenez romarin, fauge, vinaigre,

gre, eau, un peu d'alun, & du miel rofat, coulez le tout, & vous aurez fatisfaction. Eprouvé.

Syrop cordial admirable pour la fuffocation, hydropifie phlegmatiques, & pour les eftomachs froids & debiletez.

Prenez chopine d'eau rofe, autant d'eau de vie, & mettez cela enfemble dans un bocal de verre, & deux onces de cerifes fans noyaux, pour trois fols de fucre candy, demie once de canelle en poudre, un fols de faffran, & pour deux liards de jus de regueliffe, mettez le tout au Soleil, le bocal eftant bien bouché, vous en prendrez deux doigts le matin. Eprouvé.

Hydromel.

Il fe fait avec l'eau & le miel,

égales portions , en leur faifant faire un boüillon , ou bien en les laiffant au Soleil dans une bouteille de verre.

Oximel.

Prenez dix onces de vinaigre, deux livres de miel , une livre d'eau , & un peu de fel , faites cuire le tout , ou le laiffant au Soleil, cela eftant chaud , verfez-le dans un vaiffeau , il eft bon au mal caduc, aux fciatique, & groffes humeurs, maux de jointures, morfures de viperes, & eft un bon gargarifme pour l'efquinancie. Eprouvé.

L'imperial.

Prenez quatre onces de cire, faites-les boüillir avec deux feptiers de vin, pour quatre fols d'huile d'olive , jufqu'à la confomma-

tion du vin ; ajoutez-y pour un
fols de ceruse, à force de boüillir
il deviendra noir. Il eſt bon pour
attirer & deſſeicher. Eprouvé.

Conſerve de Roſes.

Prenez des roſes qui ne ſoient
pas ouvertes, c'eſt à dire en bou-
tons, nettoyez-les & les mettez
dans un bocal de verre ; ſur une
livre de roſes vous mettrez deux
livres de ſucre, & vous boucherez
le vaiſſeau de parchemin, enſuite
vous l'expoſerez au Soleil, juſqu'à
ce que vous voyez une partie ſoli-
de, de laquelle vous pouvez uſer
dans toutes ſortes de maladies.
Que ſi vous voulez la faire liquide, il y faut ajouter pour quatre
fols d'eau roſes, & autant d'eau de
chardon benit. Eprouvé.

Cerifes confites pour les malades.

Coupez la queuë des cerifes à moitié & les cuifez ; fur chaque livres de cerifes, mettez demy livre de fucre, & quand elles feront affez cuites, mettez-les dans un vaiffeau de verre avec leur jus ou fyrop, où elles auront cuit. Eprouvé.

Emplaftre pour le mal de jambes.

Prenez de la cire jaune gros comme le poing,& une livre d'huile d'olive, mettez-les dans un poëlon, & lorfque la cire fera fonduë, il faut verfer le tout dans une baffine où il y ait de l'eau commune, & faire fondre la cire huit ou neuf fois dans la même huile, & chaque fois la remettre dans de l'eau differente, donné par le Sieur Charas. Tres-éprouvé.

*Emplastre pour le mal de costé,
d'estomach & de ventre.*

Prenez cinq livres de poix raisine, & demy livre de cire jaune
de la plus belle, avec un quarteron d'huile de noix, mêlez le tout
ensemble, & quand le tout sera
fondu, vous le tirerez du feu, &
vous y ajouterez deux onces d'huile d'aspic : Il faut toujours bien les
brouiller, & avoir des emplâtres
de toile tout fait ; ensuite il faut
les tremper les uns aprés les autres, & avoir deux petits bâtons,
pour restraindre & empescher
qu'ils ne prennent plus de cire ny
d'autre chose qu'il en faut, & les
tremper dans l'eau fraîche que
vous tiendrez preste dans un bas-
sin : Ensuite vous les étendrez sur
une table, & vous passerez dessus
le rouleau pour les rendre unis ; &

L iij

pour vous en servir, vous ferez chauffer ledit emplâtre sur une feüille de papier, & l'appliquerez tout chaud tant qu'on le pourra souffrir, le mal l'entretenant chaudement. Cet onguent est d'un grand effet. Tres-éprouvé.

Pour les blessures, tumeurs, & maux de mammelles, même avec dureté.

Servez-vous du dernier emplastre dont je viens de vous parler avec du beürre frais, & frottez-en la partie affligée, couvrant aprés le mal avec linge blanc, & neuf s'il se peut. Eprouvé.

Onguent pour les maux de jambes.

Prenez une once de cire jaune neuve, & une once d'huile d'olive avec un filet de vinaigre, & une once de ceruse, faites fondre le

tout enſemble, & le mêlez bien
en remuant toujours. Eprouvé.

Remede admirable pour la pleureſie.

Il faut avoir une pleine ſerviet-
te d'orties, les bien laver, & les
faire cuire dans un chaudron;
quand elles ſeront bien cuites
comme pour les manger, vous les
preſſerez, & le ſuc qui en ſortira,
vous le mettrez dans une écuelle
avec un peu de ſucre, enſuite
vous le ferez boire un peu chaud
au malade, & vous appliquerez
les orties cuites ſur le coſté de la
douleur. Ce remede eſt de Monſieur Brayer. Tres-éprouvé.

Remede pour toutes ſortes de brûlures.

Prenez de l'encre de la meilleu-
re, trempez-y de bonnes compreſ-
ſes, & les appliquez ſur la partie
L iiij

affligée, & changez de trois heures en trois heures, l'effet eſt infaillible. Eprouvé.

Autre.

Prenez de la chaux vive ce qu'il
vous plaira, tamiſez-la, & la diſſoudez avec huile d'olive, quand
ladite eau aura bû l'huile, ſelon la
quantité qu'il faut, vous la laverez
avec de l'eau fraîche dix ou douze
fois, juſqu'à ce que le mal ſoit
guery. Eprouvé.

Biſcuit purgatif.

Prenez du ſucre fin en poudre
neuf onces, cinq œufs frais, cinq
onces de fine farine de ſeigle ou
de froment, une once ſix dragmes
de poudre de jalap tres-ſubtile,
deux gros de poudre d'anis ou de
coriandre. Il faut mettre les œufs

dans un baſſin , les bien battre, puis y adjouter le ſucre : Enſuite la farine & toutes les drogues , & les bien battre tout enſemble , les mettre dans des tourtieres comme on fait d'autres biſcuits, & les cuire de même. Eprouvé.

Pour l'inflammation des yeux.

Prenez un blanc d'œuf , une pomme d'hyver cuite au feu , & enſuite oſtez la peau de cette pomme, & les grains , ce qui reſtera ſera battu avec le blanc d'œuf, & ſera reduit en forme d'onguent, vous en mettrez tous les ſoirs ſur les yeux avec un linge blanc , & une bande pardeſſus. Il faut faire ce remede pendant quelque temps. Eprouvé.

Pour la colique.

Faites chauffer du vin , & pilez

une ou deux muscades , remuez-
les bien ensemble , & donnez-en à
boire au malade. Eprouvé.

Contre la toux & difficulté de respirer.

Prenez des figues seiches & de
l'hisope , pilez-les bien ensemble,
faites-les boüillir avec du miel
commun , & en prenez soir & matin une cueillerée. Ce secret est
de Monsieur Fagot. Tres-éprouvé.

Remede pour les douleurs d'épaules.

Prenez égales portions de beu-
re frais & de suppuratif, mélez-les
bien ensemble , & faites fondre le
tout dans l'eau de vie , & oignez-
en la partie fort chaudement , &
autant qu'on le pourra souffrir,
mettez dessus des serviettes bien
chaudes , & en usez soir & matin
jusqu'à guerison parfaite. Ce re-

mede a esté donné par Monsieur
Urel. Tres- éprouvé.

Pour le flux de sang.

Prenez un plein verre, moitié
eau rose, moitié huile d'olive, &
en usez cinq ou six fois, non pas
tout en un jour, mais seulement ce
que le malade en pourra prendre.
Éprouvé.

Autre remede pour le flux de sang.

Prenez une livre & demie de ro-
gnons de moutons, des plus gras
qui se pouront trouver, avec une
chopine de vin noir du meilleur,
& deux oignons blancs taillez en
croix, & mettez le tout boüillir
dans un pot bien bouché, & que
le tout revienne à une écuelle pleine, donnez au malade : Ce secret
est du Sieur Urel. Tres éprouvé.

Remede tres-éprouvé pour les hemorrhoïdes.

Prenez des racines de choux, faites-les feicher, & enfuite broüillez-les, & les diffoudez dans les cendres avec de l'huile d'olive, & remuez bien jufqu'à ce qu'il foit en confiftance d'emplâtre. Oignez-en le fondement foir & matin ; l'effet en eft merveilleux, donné par le Sieur Brayer. Tres-éprouvé.

Remede tres-fouverain pour la difficulté d'urine & gravelle, quand même il y auroit carnofité dans la veffie.

Prenez le poids d'un écu d'or de graine de lampoudiere, concaffez-la, & la mettez infufer dans un demy verre de vin blanc, le malade en boira pendant trois ou quatre matins , donné par Monsieur de la Chambre Medecin du Roy. Eprouvé.

Eaux ſtiptique pour arreſter le ſang des veines ou arteres coupez, & celuy des hemorragies.

Prenez du vitriol rouge qui reſte dans la crouve , aprés qu'on a tiré l'eſprit de vitriol , du ſucre candy, de chacun trente grains , de l'urine d'un jeune garçon , de l'eau roſe, de chacun demy once , de l'eau de plantain deux onces. Vous mettrez le tout dans une phiole , & meſlerez le tout enſemble fort long-temps , quand vous voudrez en uſer , vous verſerez quelques gouttes de la ſuſdite eau ſur une compreſſe , que vous appliquerez immediatement ſur l'artere ou veine ouverte , vous tiendrez la main deſſus quelque temps. Pour l'he-

moragie, il faut en verſer quelques
gouttes ſur un peu de cotton , que
vous mettrez au nez du coſté que
ſortira le ſang. Eprouvé.

Pour les pertes de ſang des femmes.

Prenez des pelures de raves ſei-
ches, & mettez-les en poudre, faites-en prendre le poids d'un écu
d'or dans du boüillon, preſentez-
luy ſix fois par jour ce remede ,
vous verrez que le malade guerira
parfaitement. Tres-éprouvé.

Pour le mal de dents.

Prenez égales quantitez d'eſprit
de vin & de fleurs de ſouphre dans
une cueillere de fer, mettez voſtre
cueillere ſur le feu , & remuez ces
deux drogues avec un bâton, juſqu'à ce qu'il n'y reſte plus qu'une
poudre tres-ſeiche ; & quand

vous aurez mal aux dents prenez cette poudre par le nez en
guiſe de tabac : Ce remede eſt de
Monſieur Charas grand Chimiſte.
Tres-éprouvé.

Pour les maux & taches des yeux.

Prenez une phiole de verre d'un
ſols , mettez-y une poignée de
rhuë, une poignée de fenoüil en
herbe , plus une once de tuthie,
plus une once de ſucre candy, enſuite vous remplirez le vuide de
ladite bouteille d'eau roſe , & vous
mettrez la bouteille ſur le feu pour
faire reſoudre le tout à moitié , &
vous boucherez bien la bouteille,
& laiſſerez repoſer ladite eau pendant une nuit , ſans la paſſer que le
lendemain, vous en mettrez deux
fois par jour à l'œil malade, & vous
verrez un effet merveilleux. Ce
ſecret eſt ſurprenant : Il eſt de Mr
Charas. Tres-éprouvé.

Remedes pour toutes les maladies veneriennes.

Prenez du roſſolis quinze onces, ou bien trente onces du meilleur vin blanc, plus une dragme de turbithe, une dragme de ſené mondé, une dragme de cinna mome , & une dragme de coloquinte ſans pepins , & une dragme de coriandre; le tout infuſé vingt-quatre heures dans ledit roſſolis ou vin blanc ; il faut enſuite le bien paſſer , & en donner une once pour priſe ſans regime. Ledit remede n'opere qu'aprés le dîner ; remarquez qu'il ne faut uſer d'aucun aliment froid, comme fromage, oignon, poireaux, ails , &c. de Monſieur Deniau. Eprouvé.

Remede excellent pour les cors des pieds.

Coupez d'abord la superfluité des cors, & prenez des graines de laurier rose qui soient meures, pilez-les & en tirez la consistence en les pressant, prenez ensuite du coton que vous tremperez dedans, & en moüillerez le cors à plusieurs reprises. Ce secret n'a jamais manqué, il fut donné à Monsieur d'Antragues par Monsieur de la Chambre. Tres-éprouvé.

Pour les fiévres tierces & quartes.

Prenez un verre d'eau commune, & mettez-y tremper la grosseur d'une noisette de vitriol de Chipre, pendant un *Credo*, & ensuite vous osterez le vitriol, & vous donnerez à boire ladite eau au ma-

M

lade quand l'accés le prendra, &
vous verrez un merveilleux effet,
tant par haut que par bas. Ce fecret eſt de famille : Il a eſté revelé
par Monſieur Brayer, qui s'en ſervoit ſouvent. Tres-éprouvé.

Remede ſouverain contre la peſte.

Prenez un crapaux de campa-
gne, faites-le ſeicher au Soleil ou
au feu, mettez-le en poudre, &
mettez ladite poudre dans un linge, ou une bourſe, que vous porterez ſur la chair, il faut que ce
linge deſcende juſques ſur le cœur,
cela attirera tout le venin, & ne
craignez rien. Ce ſecret a eſté experimenté pluſieurs fois par Monſieur Veſou, il en fait grand état.
Tres-éprouvé.

Autre.

Faites un canon de canne ou de

fureau, rempliffez-le de meures,
& vous pendrez ledit canon fur
voftre chair au creu de l'eftomach,
fous le cartilage xiphoide ; & cela
feul vous empêchera de prendre
aucune contagion, quelle commu-
nication que vous ayez. Du Sieur
Urel. Tres-éprouvé.

*Remede experimenté pour guerir de la
folie tant homme que femme.*

Faites faigner un afne par un
Marêchal, felon la coutume, &
recevez-en le fang dans un baffin,
trempez un moucheoir dans ledit
fang, enfuite trempez voftre moucheoir enfanglanté dans l'eau
commune trois ou quatre fois,
qu'il n'y ait pas plus d'un verre de
cette eau, & le donnez à boire à
la perfonne affligée, elle guerira
feurement. Secret de famille tres-
experimenté.

M ij

Pour le flux de ſang.

Prenez un coin, creuſez-le, &
rempliſſez le creux d'abſinthe, enſuite reſſerrez-le , & le faites cuire au feu , & quand il ſera bien cuit
mangez le tout , & enſuite uſez de
lavemens fort aſtringens , compo-
ſez avec le taplus barbatus, & le
bol d'Armenie. Tres-éprouvé.

*Autre tant pour le flux de ventre, que
pour le flux de ſang.*

Prenez des glands de cheſne,
reduiſez-les en farine, & en faites
uſer en potage au malade. Du
Sieur Charas : Tres-experimenté.

Pour la pleureſie.

Faites manger beaucoup d'avoine à un cheval, enſuite prenez

trois ou quatre boulettes de sa premiere fiente, faites-la infuser dans
du vin blanc, & en donnez un verre au malade. Si c'est une femme,
il faudra de la fiente d'une cavalle.
Ce secret est de Monsieur Deniau:
Tres-experimenté.

Contre la vermine.

Il faut prendre du stafilagria, &
le reduire en poudre, le mettre
dans un petit sachet, & le porter
sur la chair où les poux s'arrestent;
la coque de Levant pulverisée fait
le même effet. Tres-éprouvé.

Pour les fièvres tierces & quartes.

Prenez deux ou trois poincaux,
le blanc & le verd, pilez-les avec
un peu de sel, & deux jaunes d'œufs
durs, le tout bien pilé, vous les dé-
mêlerez avec un jaune d'œuf frais

non cuit , & mettrez le tout fur
deux linges fous les plantes des
pieds une heure avant l'accés, &
le laifferez vingt-quatré heures:
Que le malade fe tienne au lit pendant ce temps , & chaudement;
car s'il fuë beaucoup il fera guery:
il faut avoir foin de le bien frotter,
& changer fouvent de linge. Pour
luy provoquer la fueur, il faudra
luy donner un verre d'eau de fca-
bieufe, & vingt grains de faffran,
le tout dans un demy verre de vin
blanc. Ce fecret eft de famille, &
immanquable. Tres-éprouvé.

Poudre purgative excellente,

Propre pour toutes les maladies
du corps humain, comme pour les
gouttes, l'hydropifie, la paralifie,
mal caduc, fiévre tierce & quarte,
colique, maladie venerienne, cancers, loupes , ulceres malins , &

plusieurs autres maladies , excepté le flux de sang dissenterique , par-ce que la scamonnée est contraire à sa guerison.

Prenez du turbite le plus blanc & gommeux , de l'hermodattes dont vous ratisserez l'écorce (car c'est un poison) de la scamonnée, & la trempez en eau de vie. Not-tez qu'il n'y a que la scamonnée qui doive tremper dans l'eau de vie, & la faire desseicher en eva-porant l'eau de vie. Plus de la ca-nelle , du sené , du sucre fin , de l'anis de chacun une once , & le pulverisez & tamisez. Vous en donnerez le poids d'un écu d'or dans un verre de vin blanc aux forts malades, & la moitié de la dose aux foibles & faciles à émou-voir , & une heure ou deux aprés un boüillon aux herbes , deux ou trois jours avant la nouvelle Lune, non le jour de sa conjonction , ny

le jour du premier quartier , mais
s'il se peut toujours le jour de de-
vant ou aprés. S'il y a quelques
personnes delicates qui ne puissent
pas prendre de vin blanc , vous la
leur pourez faire prendre dans des
boüillons clairs , jus de pruneaux,
ou pommes de reinettes cuites. Ce
souverain remede est de Monsieur
Vesou. Tres-experimenté.

Pour l'hydropisie.

Il faut ajouter à cette poudre ,
dont je viens de parler , depuis
huit grains jusqu'à douze de gomme gutte en poudre & tamisée, en
chaque prise le poids d'un écu
d'or. Pour les robustes & difficiles
à émouvoir depuis quatre grains
jusqu'à six , & deux heures aprés
un boüillon. Experimenté.

Pour les fiévres intermittentes.

Il faut ajouter à ces poudres la même dose de gomme-gutte que nous avons ordonné pour l'hydropisie, & assurément les malades vômiront les humeurs qui causent les fiévres. Eprouvé.

Pour le flux de sang & dissenterie.

Donnez le poids d'un écu d'or de bol d'Armenie fin bien pulverisé & tamisé en poudre, impalpable dans un verre de vin clairet vieux excellent, & en deux ou trois prises (quoique bien souvent dés la premiere) il sera guery ; il n'importe de la donner avant ou aprés le repas : Du Sieur Urel. Tres-éprouvé.

N

Pour arrester le flux de sang.

Prenez le poids d'une pistole de bol d'Armenie de Levant du plus fin, reduisez-le en poudre, & le faites boire au patient dans un verre de bon vin rouge. Ce secret ne differe pas du dernier. Eprouvé.

Remede incomparable pour le flux hepatique que les Medecins tiennent pour incurable, & qui se guerit en deux ou trois jours, aussi bien que toutes sortes de dissenteries & venteries.

Prenez telle quantité d'amandes que vous voudrez, pelez-les en eau tiede, pilez-les dans un mortier de marbre, de bois ou de pierre, non de fer ny de métail, ensuite coulez-les par le tamis au couloir avec du lait de chévre, au

deffaut de vache, & y mettez du
sucre, aprés faites rougir des cail-
loux blancs de riviere qui se trou-
vent dans les torrens, & eaux ra-
pides, jettez-les tout rouges dans
un pot de terre neuf avec vosdites
amandes, & y en mettez jusqu'à
ce que par la chaleur desdits cail-
loux vos amandes soient cuittes,
puis donnez au malade une bonne
écuellée dudit amandé, & continuez d'en faire jusqu'à guerison
parfaite, qui est arrivée souvent
dés la premiere ou seconde prise,
il faut le prendre le plus chaud
que l'on pourra : Ce remede est
d'un celebre Empirique. Tres-
éprouvé.

Pour connoiftre le fuccés d'une maladie.

Janvier, Fevrier, Mars, Avril,
16.   11.   3.   24.
May, Juin, Juillet, Aouft,
28.   23.   17.   7.
Septemb. Octob. Nov. Decemb.
2.   32.   27.   21.

1. 2. 3. 4. 5. 6. 7. 8. 9. 10.
m. v. l. v. l. m. m. l. v. m.
11. 12. 13. 14. 15. 16. 17. 18. 19. 20.
v. v. m. v. l. v. v. m. l. m.
21. 22. 23. 24. 25. 26. 27. 28. 29. 30.
v. D. v. m. m. v. v. m. l. m.
31. 32. 33. 34. 35. 36.
l. m. v. l. v. v.

Signification des lettres.

M. fignifie mortelle, L. fignifie longue, D. fignifie douteufe, V. de bonne efperance.

Exemple.

Si quelqu'un tombe malade le 15. Juin, cherchez le mois de Juin dans la premiere table, au deſſous duquel eſt le nombre 23. ajoutez le quinze de Juin, qui eſt le jour de la maladie, les deux nombres feront celuy de trente-huit, qui ſurpaſſe le plus grand nombre de la ſeconde table, qui n'eſt que de trente-ſix. C'eſt pourquoy il faut ôter trente-ſix de trente-huit, ainſi il reſtera deux, lequel nombre en la ſeconde table a audeſſous de luy la lettre V. qui marque que la maladie ſera de bonne eſperance, comme on le voit dans la ſignification des lettres qui fait la troiſiéme table.

Remarquez qu'au mois de Juillet, depuis le premier juſqu'au vingt-quatre incluſivement, il faut

compter comme deſſus, mais depuis le vingt-cinquiéme incluſivement juſqu'à la fin dudit mois,
au lieu de ſouſtraire trente-ſix
(comme on fait dans les autres
mois) il en faut ſouſtraire quaran-
te-un , & le reſte donnera à la lettre de la maladie.

Exemple.

Si quelqu'un tombe malade le
27. de Juillet , cherchez dans la
premiere table le nombre qui eſt
au deſſous dudit mois, qui eſt 17.
lequel joint au 27. de la maladie
fait 44. il en faut ſouſtraire 41.
ainſi il reſtera trois que vous trouverez dans la ſeconde table , au
deſſous duquel eſt la lettre L. qui
ſignifie longue maladie.

Pour ce qui regarde les autres
mois, ce qui paſſe trente-ſix, donne la lettre de la maladie ; mais ce

qui demeure au deſſous de 36. il
n'en faut rien ſouſtraire.

Exemple.

Si quelqu'un eſt tombé malade
le troiſiéme Mars, au deſſous dudit mois, vous trouverez le nombre de 3. & le 3. de la maladie feront le nombre de ſix , que vous
chercherez dans la ſeconde table,
au deſſous duquel vous trouverez
la lettre M. qui ſignifie que la
maladie ſera mortelle.

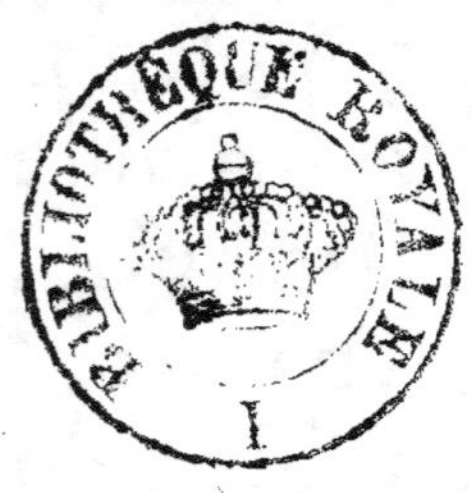

F I N.

EXTRAIT DU PRIVILEGE
du Roy.

PAr Grace & Privilege du Roy, donné à Paris le 18. Septembre 1694. Signé, Par le Roy, MINET : Il est permis à PIERRE EMERY de faire imprimer, vendre & distribuer par tout le Royaume, un Livre intitulé, *Le Medecin desinterressé*, en un ou plusieurs volumes, & autant de fois que bon luy semblera, pendant le temps & espace de six années consecutives, à compter du jour que ledit Livre sera achevé d'imprimer pour la premiere fois, avec défenses à tous Libraires & Imprimeurs d'en vendre ny contrefaire d'autre Edition que celle de l'Exposant, ou de ceux qui auront droit de luy, sur les peines portées par ledit Privilege.

Regiſtré ſur le Livre de la Communauté des Libraires & Imprimeurs de Paris, le 18. Septembre 1694.

Signé P. AUBOUYN, Syndic.